Archives of Animal Nutrition

Archiv für Tierernährung

FOUNDED BY
ERNST MANGOLD

EDITED BY
HANS BERGNER

VOLUME 37
1987

THEORIA CUM PRAXI

Archives of Animal Nutrition covers the following topics: Biochemical and physiological foundations of animal nutrition with emphasis laid on the following aspects: Protein metabolism, metabolism of non-protein-nitrogen compounds, energy transformation, mineral metabolism, vitamin metabolism, nutritional effects and performance criteria, furthermore: practical animal feeding, feedstuff theory, feedstuff preservation and feedstuff processing.

We accept for publication:

Original manuscript not yet published in other journals and not intended for publication in other journals in the same form. Their length should not exceed 12 printed pages.

Manuscripts are to be sent to Prof. HANS BERGNER, Wissenschaftsbereich Tierernährung der Sektion Tierproduktion und Veterinärmedizin, Humboldt-Universität zu Berlin, Invalidenstr. 42, DDR - 1040 Berlin. We request the authors to submit their manuscripts typed double-spaced and ready for print. The institution which the paper originates will be mentioned together with the author's name in the title of the paper.

The author is requested to discuss and summarize the results of his work at the end of the manuscript.

Author's names in the manuscript are to be underlined with a red wavy line. We request you to underline italics with a black or blue wavy line. Small print is to be indicated by a black or blue vertical line on the margin. Bibliographic data in the text are given with the name of the author and the year of publication, in case of several publications in one year, a, b, c etc. are added according to the sequence of the publications in the bibliography, e.g. MEYER (1985a). In the bibliography the papers are arranged alphabetically according to the name of the first author and quoted as follows: surname, first name, journal, volume, page and year.

Illustrations have to be restrict to the necessary minimum and to be enclosed separately. Indicative lines, letters etc. are to be entered in the pencil. For photographes, a cover sheet should be used for this. The captions of the illustrations are to be listed on an extra sheet.

The authors receive 50 special prints of their contributions free of charge.

Terms of Subscription

Orders for the journal "Archives of Animal Nutrition" can be sent

- *in the GDR:* to the Postzeitungsvertrieb or to the Akademie-Verlag Berlin, Leipziger Str. 3–4, DDR - 1086 Berlin;
- *in the other socialist countries:* to a book-shop for foreign language literature or to the competent news-distributing agency;
- *in the FRG and Berlin (West):* to a book-shop or to the wholesale distribution agency Kunst und Wissen, Erich Bieber OHG, Wilhelmstr. 4–6, D - 7000 Stuttgart 1;
- *in the other Western European countries:* to Kunst und Wissen, Erich Bieber GmbH, General Wille-Str. 4, Ch - 8002 Zürich;
- *in other countries:* to the international book- and journal-selling trade, to Buchexport, Volkseigener Außenhandelsbetrieb der DDR, Postfach 160, DDR - 7010 Leipzig, or to the Akademie-Verlag Berlin, Leipziger Str. 3–4, DDR - 1086 Berlin.

Zeitschrift „Archives of Animal Nutrition"

Herausgeber: Im Auftrag des Akademie-Verlages Berlin herausgegeben von Prof. Dr. Hans Bergner.

Verlag: Akademie-Verlag Berlin, Leipziger Str. 3–4, DDR - 1086 Berlin.

Fernruf: 2 23 62 01 oder 2 23 62 29, Telex-Nr.: 11 44 20.

Bank: Staatsbank der DDR, Berlin Kto-Nr.: 6836-36-20712.

Chefredakteur: Prof. Dr. sc. Hans Bergner.

Anschrift der Redaktion: Humboldt-Universität zu Berlin, Invalidenstr. 42, DDR - 1040 Berlin.

Veröffentlicht unter der Lizenznummer 1274 des Presseamtes beim Vorsitzenden des Ministerrates der Deutschen Demokratischen Republik.

Gesamtherstellung: VEB Druckerei »Gottfried Wilhelm Leibniz«, DDR - 4450 Gräfenhainichen.

Erscheinungsweise: Archives of Animal Nutrition erscheint jährlich in einem Band mit zwölf Heften.

Bezugspreis je Band 360,– DM (zuzüglich Versandspesen); Preis je Heft 30,– DM.

Der gültige Jahresbezugspreis für die DDR ist der Postzeitungsliste zu entnehmen.

Bestellnummer dieses Heftes: 1010/37

AN (EDV) 39 532

Inhalt Band 37

Archives of Animal Nutrition

Archiv für Tierernährung

VOLUME 37 · JANUARY 1987 · NUMBER 1

AKADEMIE-VERLAG BERLIN

ISSN 0003-942X Arch. Anim. Nutr., Berlin 37 (1987) 1, 1–104

Archives of Animal Nutrition covers the following topics: **Biochemical and physiological foundations of animal nutrition** with emphasis laid on the following aspects: Protein metabolism, metabolism of non-protein-nitrogen compounds, energy transformation, mineral metabolism, vitamin metabolism, nutritional effects and performance criteria, furthermore: practical animal feeding, feedstuff theory, feedstuff preservation and feedstuff processing.

We accept for publication:

Original manuscript not yet published in other journals and not intended for publication in other journals in the same form. Their length should not exceed 12 printed pages.

Manuscripts are to be sent to Prof. HANS BERGNER, Wissenschaftsbereich Tierernährung der Sektion Tierproduktion und Veterinärmedizin, Humboldt-Universität zu Berlin, Invalidenstr. 42, Berlin, 1040. We request the authors to submit their manuscripts typed double-spaced and ready for print. The institution which the paper originates will be mentioned together with the author's name in the title of the paper.

The author is requested to discuss and summarize the results of his work at the end of the manuscript.

Author's names in the manuscript are to be underlined with a red wavy line. We request you to underline italics with a black or blue wavy line. Small print is to be indicated by a black or blue vertical line on the margin. Bibliographic data in the text are given with the name of the author and the year of publication, in case of several publications in one year, a, b, c etc. are added according to the sequence of the publications in the bibliography, e.g. MEYER (1985a). In the bibliography the papers are arranged alphabetically according to the name of the first author and quoted as follows: surname, first name, journal, volume, page and year.

Illustrations have to be restricted to the necessary minimum and to be enclosed separately. Indicative lines, letters etc. are to be entered in pencil. For photographes, a cover sheet should be used for this. The captions of the illustrations are to be listed on an extra sheet.

The authors receive 50 special prints of their contributions free of charge.

Terms of Subscription

Orders for the journal "Archives of Animal Nutrition" can be sent

- *in the GDR:* to the Postzeitungsvertrieb or to the Akademie-Verlag Berlin, Leipziger Str. 3–4, Berlin, DDR - 1086;
- *in the other socialist countries:* to a book-shop for foreign language literature or to the competent news-distributing agency;
- *in the FRG and Berlin (West):* to a book-shop or to the wholesale distributing agency Kunst und Wissen, Erich Bieber OHG, Wilhelmstr. 4–6, D - 7000 Stuttgart 1;
- *in the other Western European countries:* to Kunst und Wissen, Erich Bieber GmbH, General Wille-Str. 4, Ch - 8002 Zürich;
- *in other countries:* to the international book- and journal-selling trade, to Buchexport, Volkseigener Außenhandelsbetrieb der DDR, Postfach 160, Leipzig, DDR - 7010, or to the Akademie-Verlag Berlin, Leipziger Str. 3–4, Berlin, DDR - 1086.

Zeitschrift „Archives of Animal Nutrition"

Herausgeber: Im Auftrag des Akademie-Verlages Berlin herausgegeben von Prof. Dr. Hans Bergner.

Verlag: Akademie-Verlag Berlin, Leipziger Str. 3–4, Berlin, DDR - 1086.

Fernruf: 2236201 oder 2236229, Telex-Nr.: 114420.
Bank: Staatsbank der DDR, Berlin, Kto.-Nr. 6836-36-20712.
Chefredakteur: Prof. Dr. sc. Hans Bergner.

Anschrift der Redaktion: Humboldt-Universität zu Berlin, Invalidenstr. 42, Berlin, DDR - 1040.

Veröffentlicht unter der Lizenznummer 1274 des Presseamtes beim Vorsitzenden des Ministerrates der Deutschen Demokratischen Republik.

Gesamtherstellung: VEB Druckerei »Gottfried Wilhelm Leibniz«, Gräfenhainichen, DDR - 4450.

Erscheinungsweise: Archives of Animal Nutrition erscheint jährlich in einem Band mit zwölf Heften.

Bezugspreis je Band 360,– DM zuzüglich Versandspesen; Preis je Heft 30,– DM.

Der gültige Jahresbezugspreis für die DDR ist der Postzeitungsliste zu entnehmen.

Bestellnummer dieses Heftes: 1010/37/1.

AN (EDV) 39 532

02000

ARCHIVES OF ANIMAL NUTRITION
ARCHIV FÜR TIERERNÄHRUNG
VOLUME 37 · JANUARY 1987 · NUMBER 1

Arch. Anim. Nutr., Berlin 37 (1987) 1, 1–14

Forschungszentrum für Tierproduktion Dummerstorf-Rostock
der Akademie der Landwirtschaftswissenschaften der DDR
Bereich Tierernährung „Oskar Kellner“

L. HOFFMANN, MONIKA KLEIN und R. SCHIEMANN

Untersuchungen an Ratten zur Nährstoffabhängigkeit des Energieerhaltungsbedarfs

4. Mitteilung

Der Einfluß des Proteinniveaus der Nahrung auf den Energieerhaltungsbedarf von Ratten im Verlauf des Wachstums und nach Abschluß der intensiven Wachstumsphase

1. Einleitung

An ausgewachsenen Ratten haben wir zeigen können, daß der Erhaltungsbedarf an umsetzbarer Energie von der Art des Nährstoffs (Kohlenhydrate, Fett, Protein) abhängig ist, der für die Deckung der energieverbrauchenden Prozesse im Erhaltungsumsatz isoliert verabreicht wird (SCHIEMANN u. a., 1971; 1. Mitt., HOFFMANN u. a., 1986a). Das beobachtete Vertretungsverhältnis der Nährstoffe zur Energielieferung im Erhaltungsumsatz läßt sich im Prinzip aus der energetischen Effizienz der ATP-Synthese beim Nährstoffabbau (umsetzbare Energie/Mol ATP-Gewinn) erklären. Auch bei Verfütterung von Rationen mit wechselndem Protein-Kohlenhydratanteil an ausgewachsene Ratten konnte das „ATP-Konzept“ weitgehend bestätigt werden (s. 2. Mitt., HOFFMANN u. a., 1986b).

Für wachsende Ratten wurde im Gegensatz zu ausgewachsenen in umfangreichen Untersuchungen bei Verfütterung von Rationen variabler Nährstoffzusammensetzung (HOFFMANN u. a., 1982; 3. Mitt., KLEIN u. a., 1986) kein Einfluß bzw. ein wesentlich geringerer Einfluß mit steigendem Rohproteingehalt im Futter im Austausch gegen Kohlenhydrate auf die Höhe des Energieerhaltungsbedarfes beobachtet, als aus der Differenz der Effizienz der ATP- Synthese beim Abbau beider Nährstoffe zu erwarten war. Diese unterschiedliche Reaktion war Veranlassung dazu, in einem Versuch ohne zeitliche Unterbrechung fortlaufende Energiewechselmessungen über den ganzen Wachstumsabschnitt und in mehreren Perioden des adulten Stadiums vorzunehmen, um Hinweise darüber zu erhalten, ob sich ggf. im Verlauf der Entwicklung Veränderungen in der Intensität des Energiewechsels in Abhängigkeit von der Nährstoffzusammensetzung des Futters vollziehen.

2. Material und Methodik

Von männlichen Albino-Ratten institutseigener Zucht (Wistar- Stamm), aufgeteilt in 3 Gruppen zu je 9 Tieren, wurde in 14 zeitlich aufeinanderfolgenden Perioden der Energieumsatz auf dem Erhaltungsniveau bei variablem Proteinangebot gemessen. Jede Periode dauerte 12 Tage; davon verbrachten die Ratten 8 Tage in Stoffwechselkäfigen und 4 Tage in Respirationskammern. Der Wechsel der Tiergruppen zur Messung der CO_2-Produktion in den Respirationskammern vollzog sich im 4-Tage-Rhythmus. Während der 8tägigen Haltung in den Stoffwechselkäfigen wurden die Ratten so intensiv ernährt, daß sie in der Hauptwachstumsphase bis 200 g Lebendmasse etwa 3 g täglich zunahmen. In den 4 Tagen des Aufenthaltes in den Respirationskammern wurde mit 420 kJ umsetzbare Energie/kg $LM^{0,75} \cdot d$ auf dem Niveau der Energieerhaltung gefüttert. Der 1. Tag, als Übergangstag betrachtet, wurde nicht in die Messungen einbezogen.

Verfüttert wurden 3 Futtermischungen mit einem Rohproteingehalt von 10, 40 bzw. 70 % in der Trockensubstanz. Die Futtermischungen bestanden aus wechselnden Anteilen von Kasein mit Methioninergänzung und Maisstärke, 1 % Sonnenblumenöl, 10 % Glukose, 3 % Zellulosepulver, 4 % Vitaminmischung und 2,5 % Mineralstoffmischung. Energie- und Nährstoffgehalt der Futtermischungen sind in Tab. 1 mitgeteilt. Die Futtermischungen wurden für jede Tiergruppe von Periode zu Periode in systematischer Folge gewechselt (s. Tab. 2).

Tabelle 1 (Table 1)

Energiegehalt und chemische Zusammensetzung der Futtermischungen, Angaben in der Trockensubstanz

(Energy content and chemical composition of diets, data related to dry matter)

Proteinstufe (Protein level)	Energie (Energy) kJ/g	Rohprotein (Crude protein) %	Rohfett (Crude fat) %	NFE (Nitrogen free extractives) %	Rohasche (Ash) %
10	17,8	10,0	0,71	87,3	2,00
40	20,0	40,0	0,96	56,5	2,54
70	22,4	70,0	1,47	25,3	3,23

Der Versuch begann mit 4 Wochen alten Ratten mit Lebendmassen zwischen 60 und 80 g und endete nach 24 Wochen Versuchszeit. Aufgrund technischer Störungen an den Respirationsanlagen kam es zu Ausfällen von Tieren, die nicht alle durch Reservetiere ersetzt werden konnten. Dadurch waren in der 14. Periode nur noch 16 Ratten im Versuch.

Die CO_2-Produktion wurde gravimetrisch im 24 h-Zyklus gemessen. Die Berechnung des Energieansatzes erfolgte aus der N- und C-Bilanz und die der Wärmeproduktion aus der Differenz von umsetzbarer Energie und Energieansatz. Bezüglich der verwendeten Faktoren zur Aufrechnung der Stoffwechselversuche wird auf die Veröffentlichung von HOFFMANN und SCHIEMANN (1980) verwiesen.

Während des Versuches wurden die Ratten sowohl in den Stoffwechselkäfigen als auch in den Respirationskammern bei 30 °C Umgebungstemperatur gehalten. Durch Installation der 9 verfügbaren Respirationskammern in Klimaprüfschränken (3 × 3) war eine Konstanz der Umgebungstemperatur von ± 0,5 °C gewährleistet.

Tabelle 2 (Table 2)
Versuchsablauf, Paralleltierzahl und Lebendmasse (LM)
(Scheme of experiment, number of parallel animals (n) and body weight (W))

Periode (Period)	10 % Rohprotein (10 % crude protein)			40 % Rohprotein (40 % crude protein)			70 % Rohprotein (70 % crude protein)		
	Tiergruppe (Animal group)	n	LM g (W) g	Tiergruppe (Animal group)	n	LM g (W) g	Tiergruppe (Animal group)	n	LM g (W) g
1	1	8	67 ± 2	2	9	76 ± 3	3	7	74 ± 2
2	3	9	102 ± 3	1	9	98 ± 6	2	9	95 ± 4
3	2	9	121 ± 4	3	9	140 ± 4	1	9	120 ± 8
4	1	9	148 ± 8	2	8	155 ± 6	3	9	151 ± 4
5	3	9	175 ± 7	1	9	178 ± 8	2	7	160 ± 4
6	2	6	181 ± 9	3	9	198 ± 9	1	7	189 ± 10
7	1	8	216 ± 9	2	7	207 ± 9	3	9	198 ± 10
8	3	9	215 ± 12	1	7	240 ± 11	2	6	215 ± 11
9	2	6	231 ± 13	3	9	230 ± 14	1	7	237 ± 12
10	1	7	252 ± 9	2	6	249 ± 15	3	9	222 ± 16
11	3	8	245 ± 16	1	7	273 ± 12	2	6	244 ± 20
12	2	5	258 ± 20	3	6	255 ± 24	1	7	257 ± 16
13	1	7	270 ± 14	2	4	273 ± 25	3	6	246 ± 22
14	3	5	255 ± 21	1	7	292 ± 14	2	4	264 ± 31

3. Ergebnisse

Die Verdaulichkeit der Energie der Futtermischungen wurde vom Entwicklungsstadium der Ratten nicht beeinflußt; sie erhöhte sich jedoch linear mit dem Rohproteingehalt und betrug im Mittel der Bestimmungen 90,8 ± 1,6, 91,6 ± 1,7 bzw. 92,3 ± 1,3 für die Futtermischungen mit 10, 40 bzw. 70 % Rohproteingehalt (s. Tab. 3).

Die scheinbare N-Verdaulichkeit war sowohl von der Höhe der Proteingabe als auch vom Alter der Ratten abhängig. Die positive Veränderung mit Erhöhung der Proteingabe ist eine Folge davon, daß der relative Anteil des Darmverluststickstoffs (DVN) an der Gesamtstickstoffausscheidung im Kot sinkt. Die Abnahme der scheinbaren N-Verdaulichkeit mit dem Alter dürfte weniger eine Frage der Verdauungskapazität sein als vielmehr mit einer mit dem Alter zunehmenden DVN-Menge zusammenhängen. Dafür spricht, daß die Auswirkungen des Alters auf der niedrigsten Proteinstufe mit einer Abnahme um 5 Verdaulichkeitseinheiten am größten und auf der höchsten Proteinstufe mit nur 2 Einheiten am geringsten waren.

Die Energie- und N-Ausscheidungen im Harn (s. Tab. 4) spiegeln einmal sehr deutlich die Unterschiede im Proteingehalt des Futters und zum anderen den Wachstumsprozeß der Ratten wider.

Proteingehalte von 10, 40 bzw. 70 % im Futter waren mit mittleren Energieausscheidungen von 2,0, 6,9 bzw. 11,1 kJ/d und mittleren N-Ausscheidungen im Harn von 75, 377 bzw. 623 mg/d verbunden.

Auf 1 g Harn-N entfielen danach abnehmend mit steigendem Proteingehalt 26,7, 18,3 bzw. 17,8 kJ Harnenergie, je 1 g C im Harn lagen die entsprechenden Werte bei

Tabelle 3 (Table 3)
Verdaulichkeit von Energie und Stickstoff in %
(Digestibility of energy and nitrogen in %)

Periode (Period)	10 % Rohprotein (10 % crude protein) Energie (Energy)	N	40 % Rohprotein (40 % crude protein) Energie (Energy)	N	70 % Rohprotein (70 % crude protein) Energie (Energy)	N
1	92,2 ± 1,1	91,7 ± 1,2	90,6 ± 1,3	96,0 ± 0,5	91,7 ± 1,2	97,2 ± 0,4
2	91,1 ± 1,6	91,1 ± 1,6	92,1 ± 2,3	97,0 ± 0,9	92,0 ± 1,6	97,3 ± 0,5
3	91,1 ± 1,5	91,6 ± 1,4	91,2 ± 2,1	96,9 ± 0,8	92,9 ± 1,9	97,4 ± 0,7
4	91,7 ± 1,7	91,7 ± 2,0	93,8 ± 2,0	97,9 ± 0,7	92,4 ± 1,3	96,5 ± 0,9
5	90,1 ± 2,5	89,7 ± 2,6	90,2 ± 0,8	95,4 ± 0,5	92,0 ± 1,1	95,8 ± 1,1
6	89,9 ± 1,8	87,3 ± 2,3	91,8 ± 1,1	96,2 ± 0,4	92,4 ± 1,0	97,1 ± 0,2
7	91,5 ± 1,7	89,9 ± 2,1	91,5 ± 1,4	95,2 ± 1,0	92,5 ± 1,6	96,1 ± 1,1
8	90,0 ± 1,4	86,3 ± 2,2	91,8 ± 2,1	95,5 ± 1,2	91,6 ± 0,9	95,8 ± 1,0
9	89,6 ± 0,9	85,2 ± 1,2	90,7 ± 1,1	94,0 ± 1,0	92,5 ± 1,3	96,5 ± 0,6
10	90,5 ± 0,7	85,8 ± 2,2	92,1 ± 0,7	94,0 ± 2,4	92,6 ± 0,8	96,0 ± 0,9
11	89,9 ± 1,1	86,2 ± 1,2	92,0 ± 1,0	94,6 ± 1,1	92,0 ± 1,2	96,4 ± 0,6
12	91,7 ± 1,1	86,7 ± 2,0	90,4 ± 1,3	93,8 ± 1,3	93,6 ± 1,4	96,2 ± 1,2
13	91,4 ± 1,1	86,7 ± 2,1	90,9 ± 0,9	93,9 ± 0,6	91,1 ± 0,8	95,0 ± 0,5
14	91,0 ± 1,4	86,6 ± 2,0	92,7 ± 1,6	95,4 ± 1,1	91,9 ± 0,5	95,2 ± 0,3
Mittelwert (Mean)	90,8 ± 1,6	88,7	91,6 ± 1,7	95,6	92,3 ± 1,3	96,4

Tabelle 4 (Table 4)
Energie und Stickstoff im Harn
(Energy and nitrogen in urine)

Periode (Period)	10 % Rohprotein (10 % crude protein) Energie kJ/d (Energy) kJ/d	N mg/d N mg/d	40 % Rohprotein (40 % crude protein) Energie kJ/d (Energ y) kJ/d	N mg/d N mg/d.	70 % Rohprotein (70 % crude protein) Energie kJ/d (Energy) kJ/d	N mg/d N mg/d
1	0,9 ± 0,2	20 ± 3	3,2 ± 0,6	152 ± 13	4,5 ± 0,9	300 ± 28
2	1,0 ± 0,4	41 ± 9	4,0 ± 0,9	229 ± 43	5,4 ± 1,1	374 ± 31
3	1,4 ± 0,5	48 ± 8	5,0 ± 0,8	258 ± 25	7,6 ± 0,8	455 ± 35
4	1,4 ± 0,3	50 ± 7	5,8 ± 1,5	328 ± 60	9,8 ± 1,0	596 ± 39
5	2,1 ± 04,	61 ± 11	6,3 ± 0,5	363 ± 28	9,4 ± 0,9	564 ± 50
6	1,9 ± 0,3	72 ± 10	7,5 ± 1,3	423 ± 41	12,8 ± 1,3	708 ± 27
7	2,4 ± 0,8	75 ± 12	7,8 ± 0,9	407 ± 29	13,2 ± 1,1	735 ± 44
8	2,5 ± 0,5	89 ± 19	9,0 ± 1,2	481 ± 13	13,8 ± 2,7	716 ± 146
9	2,2 ± 0,5	99 ± 12	7,6 ± 0,9	424 ± 47	13,8 ± 1,8	786 ± 102
10	2,3 ± 0,5	98 ± 20	8,3 ± 1,1	461 ± 67	13,9 ± 1,7	781 ± 53
11	2,4 ± 0,5	104 ± 16	9,3 ± 0,6	508 ± 33	14,3 ± 1,3	736 ± 106
12	2,5 ± 0,3	110 ± 11	8,2 ± 2,2	466 ± 91	12,8 ± 2,0	667 ± 147
13	3,0 ± 0,3	122 ± 10	9,0 ± 1,4	459 ± 48	14,3 ± 3,1	749 ± 113
14	2,3 ± 0,5	111 ± 19	9,9 ± 0,8	508 ± 49	13,1 ± 1,8	665 ± 95
Mittelwert (Mean)	2,0	75	6,9	377	11,1	623

43,5, 51,9 bzw. 53,6 kJ. Der Anstieg der Energie- und N-Ausscheidung je Tier und Tag im Wachstumsverlauf war mit der 7. bis 8. Versuchsperiode bei Lebendmassen um 200 g im wesentlichen abgeschlossen. Danach traten nur noch Veränderungen in unbedeutendem Umfang ein.

Die Versuchsplanung sah vor, täglich 420 kJ umsetzbare Energie/ kg $LM^{0,75}$ unabhängig vom Proteingehalt der Futtermischungen durchgängig über den ganzen Versuch an die Tiere zu verabreichen. Im Mittel der Untersuchung ist dieses Ziel mit 404 kJ auch mit guter Annäherung erreicht worden (s. Tab. 5).

Tabelle 5 (Table 5)

Umsetzbare Energie (uE) und Wärmeproduktion (WP) in kJ/kg $LM^{0,75} \cdot d$
(Metabolizable energy (ME) and heat production (HP) in kJ/kg $W^{0,75} \cdot d$)

Periode (Period)	10 % Rohprotein (10 % crude protein) uE (ME)	WP (HP)	40 % Rohprotein (40 % crude protein) uE (ME)	WP (HP)	70 % Rohprotein (70 % crude protein) uE (ME)	WP (HP)
1	413 ± 4	436 ± 41	408 ± 8	449 ± 27	428 ± 7	456 ± 27
2	408 ± 10	412 ± 29	410 ± 26	429 ± 25	428 ± 11	465 ± 38
3	405 ± 7	404 ± 18	410 ± 11	444 ± 30	429 ± 12	479 ± 18
4	409 ± 9	389 ± 12	423 ± 11	431 ± 22	419 ± 7	483 ± 22
5	399 ± 13	400 ± 24	405 ± 5	415 ± 12	409 ± 24	455 ± 21
6	400 ± 9	395 ± 22	412 ± 9	430 ± 30	420 ± 5	467 ± 15
7	409 ± 7	406 ± 17	411 ± 8	434 ± 18	415 ± 13	465 ± 20
8	400 ± 8	393 ± 16	410 ± 13	422 ± 19	411 ± 6	450 ± 14
9	396 ± 5	381 ± 24	403 ± 14	426 ± 19	388 ± 45	442 ± 21
10	384 ± 29	376 ± 22	408 ± 16	409 ± 24	417 ± 12	447 ± 20
11	395 ± 12	375 ± 15	403 ± 22	407 ± 9	370 ± 44	443 ± 16
12	385 ± 30	366 ± 20	372 ± 87	392 ± 30	366 ± 63	430 ± 26
13	407 ± 7	370 ± 8	389 ± 27	389 ± 15	374 ± 56	413 ± 22
14	384 ± 38	359 ± 18	394 ± 35	392 ± 19	386 ± 33	428 ± 19
Mittelwert (Mean)	401 ± 17	393 ± 28	405 ± 27	422 ± 28	407 ± 34	454 ± 28
$\frac{WP}{uE} \cdot 100$ $\left(\frac{HP}{ME} \cdot 100\right)$	98		104		112	

Wie der Vergleich der umsetzbaren Energie mit der Wärmeproduktion in Tab. 5 zeigt, wurden mit dem Futter-Energieangebot bei 10 und 40 % Rohproteingehalt die Energieforderungen zur Sicherung der Energieerhaltung weitgehend erfüllt. Die Wärmeproduktion betrug für diese beiden Proteinstufen 98 bzw. 104 % der umsetzbaren Energie. Bei 70 % Rohproteingehalt reichte dagegen das Energieangebot nicht aus, um den Energieerhaltungsbedarf zu decken. Ein Anteil von 12 % der umsetzbaren Energie des Futters mußte aus Körperreserven verfügbar gemacht werden.

Tab. 6 enthält die Angaben zum Energieerhaltungsbedarf (EEB), die aus der Korrektur der umsetzbaren Energie (uE) nach der Gleichung EEB = uE − 1,65 PEA − 1,20 FEA auf eine Energiebilanz von ±0 unter Berücksichtigung des Proteinenergie- (PEA) und Fettenergieansatzes (FEA) hervorgegangen sind und die zentrale Bedeutung für diese Untersuchung haben.

Tabelle 6 (Table 6)
Energieerhaltungsbedarf in umsetzbarer Energie, kJ/kg $LM^{0,75} \cdot d$
(Maintenance requirement for metabolizable energy, kJ/kg $W^{0,75} \cdot d$)

Periode (Period)	10 % Rohprotein (10 % crude protein) absolut (absolute)	relativ (relative)	40 % Rohprotein (40 % crude protein) absolut (absolute)	relativ (relative)	70 % Rohprotein (70 % crude protein) absolut (absolute)	relativ (relative)
1	426 ± 50	100	430 ± 35	101	440 ± 30	103
2	403 ± 34	100	423 ± 33	105	456 ± 40	113
3	395 ± 22	100	419 ± 47	106	475 ± 21	120
4	373 ± 15	100	421 ± 25	113	500 ± 27	134
5	391 ± 30	100	409 ± 15	105	458 ± 24	117
6	388 ± 28	100	431 ± 36	111	479 ± 22	123
7	396 ± 20	100	431 ± 27	109	482 ± 30	122
8	381 ± 21	100	421 ± 24	110	451 ± 41	118
9	375 ± 28	100	421 ± 25	112	460 ± 21	123
10	371 ± 24	100	403 ± 32	109	456 ± 35	123
11	368 ± 17	100	404 ± 18	110	456 ± 37	124
12	361 ± 20	100	394 ± 28	109	428 ± 21	119
13	361 ± 8	100	379 ± 11	105	420 ± 15	116
14	352 ± 13	100	384 ± 23	109	411 ± 32	117
Mittelwert (Mean)	383 ± 31	100	415 ± 31	108	459 ± 36	120

Wie bereits aus dem Verhältnis von Wärmeproduktion zur umsetzbaren Energie abzulesen ist (s. Tab. 5), war der Energieerhaltungsbedarf der wachsenden Ratten von der Nährstoffzusammensetzung des Futters abhängig. Die Differenzen im Energieerhaltungsbedarf sind für beide Proteinvergleichsstufen (10/40 und 40/70) hoch signifikant ($\alpha = 0,001$). Eine Zunahme des Rohprotein- und entsprechende Abnahme des Kohlenhydratgehaltes erhöhte den Energieerhaltungsbedarf. Bei 10, 40 bzw. 70 % Rohprotein hatten die Ratten einen mittleren Energieerhaltungsbedarf von 383 ± 31, 415 ± 31 bzw. 459 ± 36 kJ umsetzbare Energie/kg $LM^{0,75} \cdot d$. Relativiert verhielt sich der Energieerhaltungsbedarf wie 100:108:120. Diese Abhängigkeit war in allen Perioden – eine Ausnahme ist allein für die 1. Periode gegeben – ausgeprägt und unterstreicht die Sicherheit der Aussage zum Einfluß der Nährstoffzusammensetzung auf den Energieerhaltungsbedarf.

Die Beurteilung der Daten in Tab. 6 in Periodenfolge läßt erkennen, daß sich der auf metabolische Körpergröße (kg $LM^{0,75}$) bezogene Erhaltungsbedarf abnehmend mit dem Alter bzw. der Lebendmasse verhielt. Das ist für 10 % Rohprotein im Futter deutlicher sichtbar als für 70 %. In früheren Untersuchungen mit wachsenden Ratten (HOFFMANN u. a., 1982) haben wir zeigen können, daß zur Kennzeichnung des Energieerhaltungsbedarfs im Wachstumsverlauf die 2/3-Potenz der Lebendmasse besser geeignet ist als die 3/4-Potenz. Dieser Befund wird hiermit bestätigt. Durch entsprechende Regressionsanalysen (s. Gl. (1), (2), (3) in Tab. 7) leiten sich aus dieser Untersuchung Exponenten der Lebendmasse von 0,651, 0,696 bzw. 0,706 ab, wenn die Daten getrennt nach den Proteinstufen 10, 40 bzw. 70 % verrechnet werden.

Tabelle 7 (Table 7)

Regressionsgleichungen zur Abhängigkeit des Energieerhaltungsbedarfs von der Lebendmasse und dem Proteinniveau

(Regression equations for dependence of energy requirement for maintenance on body weight and protein level)

(1) $\ln y = 5{,}7733^{**} + 0{,}6508^{**} \ln x \pm 0{,}0657$ ($\pm 1{,}4$ %) $B = 0{,}971$
($y = 322x^{0{,}651}$), 10 % Rohprotein, $n = 105$

(2) $\ln y = 5{,}9307^{**} + 0{,}6964^{**} \ln x \pm 0{,}0712$ ($\pm 1{,}5$ %) $B = 0{,}970$
($y = 376x^{0{,}696}$), 40 % Rohprotein, $n = 106$

(3) $\ln y = 6{,}0385 + 0{,}7059 \ln x \pm 0{,}0716$ ($\pm 1{,}5$ %) $B = 0{,}967$
($y = 419x^{0{,}706}$), 70 % Rohprotein, $n = 102$

y = Energieerhaltungsbedarf (umsetzbare Energie), kJ/d
(energy requirement for maintenance, metabolizable energy, kJ/d)
x = Lebendmasse, kg (body weight, kg)
$^{**}: \alpha = 0{,}01$

Eine Erhöhung des Exponenten in Abhängigkeit vom Proteingehalt der verfütterten Rationen ergab sich auch bei den bereits zitierten Versuchen (HOFFMANN u. a., 1982), bei denen sich für 10, 25 und 40 % Rohproteingehalt im Futter Exponenten der Lebendmasse von 0,61, 0,65 und 0,67 ableiteten. Zu den Befunden von RUFEGER u. BOTTIN (1980), die bei Messungen über den *Ruhe-Nüchtern-Sauerstoffverbrauch (RNSV)* wachsender Ratten eine starke Abnahme des Lebendmasseexponenten in der Gleichung $RNSV = b_0 + LM^{b_1}$ feststellten, wenn die Ratten statt mit weitgehend proteinfreier Kost (Exponent: 0,736) proteinreich ernährt wurden (Exponenten: 0,545 u. 0,481), läßt sich kein Zusammenhang herstellen.

4. Diskussion

Ausgehend davon, daß der Energieerhaltungsbedarf biochemisch als ein Bedarf an energiereichen Phosphaten interpretiert werden kann, wobei das ATP eine Schlüsselrolle einnimmt, ergibt sich die Schlußfolgerung, daß der Energieerhaltungsbedarf nährstoffabhängig sein muß und für die energieliefernden Hauptnährstoffe Kohlenhydrate, Fett und Protein Vertretungswerte im Erhaltungsumsatz erwartet werden dürfen, die der Effizienz der ATP-Synthese (umsetzbare Energie/Mol ATP-Gewinn) beim Nährstoffabbau entsprechen. Bei Unterstellung bestimmter als besonders wahrscheinlich einzustufender Reaktionswege für den Nährstoffabbau bis zur biologischen Endoxidation und direkter Kopplung zwischen Atmungskette und oxidativer Phosphorylierung errechnen sich in der Reihenfolge Kohlenhydrate, Fett, Protein energetische Aufwandswerte für den ATP-Gewinn, die sich wie 100:105:128 verhalten (KREBS, 1960; SCHIEMANN u. a., 1971). Für ausgewachsene Ratten haben wir in 3 Versuchen bei jeweils alleiniger Verabreichung von Glukose, Rattenfett bzw. Sonnenblumenöl und Kasein zeigen können, daß der Energieerhaltungsbedarf nährstoffabhängig ist und im Prinzip dem ATP-Konzept folgt (SCHIEMANN u. a., 1971; 1. Mitt., HOFFMANN u. a., 1986a).

An den Nachweis der Nährstoffabhängigkeit des Energieerhaltungsbedarfs an ausgewachsenen Ratten bei isolierter Verfütterung *„reiner Nährstoffe"* ist die Erwartung geknüpft, daß bei nicht vollständigem Austausch von Kohlenhydraten durch Protein, d. h. durch Futtermischungen mit variablen Protein-Kohlenhydratanteilen, die über die Effizienz der ATP-Synthese beim Abbau beider Nährstoffe sich berechnenden Veränderungen im Energieerhaltungsbedarf auch experimentell in Erscheinung treten. Für ausgewachsene Ratten konnte dafür der Nachweis erbracht werden (s. 2. Mitt., HOFFMANN u. a., 1986b), wobei für diese Prüfung der Proteingehalt in den verwendeten Futtermischungen zwischen 10 und 70 % variierte.

In 5 Versuchen mit wachsenden Ratten (HOFFMANN u. a., 1982; 3. Mitt., KLEIN u. a., 1986) ließ sich die erwartete Abhängigkeit des Energieerhaltungsbedarfs von der Nährstoffzusammensetzung des angebotenen Futters bei Proteingehalten von 10, 25 und 40 % (Versuch 1 bis 4) bzw. 6 und 25 % (Versuch 5) jedoch nicht belegen. Die Ergebnisse aus diesen umfangreichen Untersuchungen zum Energieerhaltungsbedarf wachsender Ratten sind relativiert auf die Messungen mit dem niedrigsten Protein- bzw. höchsten Kohlenhydratanteil in Tab. 8 in Verbindung mit Erwartungswerten gemäß der Effizienz der ATP-Synthese zusammenfassend wiedergegeben.

Tabelle 8 (Table 8)

Relativierter Energieerhaltungsbedarf wachsender Ratten in Abhängigkeit vom Proteingehalt im Futter und Erwartungswerte dafür aus der Effizienz der ATP-Synthese beim Nährstoffabbau

(Relative energy requirement for maintenance of growing rats in dependence on protein content of feed and expected values for it calculated from the efficiency of ATP-synthesis at nutrient degradation)

Versuch (Experiment)	Rohproteingehalt im Futter (Crude protein content of feed)			
	6 %	10 %	25 %	40 %
1–4 (HOFFMANN u. a., 1982)		100 ($n=77$)	101 ($n=72$)	103 ($n=75$)
5 (3. Mitt., KLEIN u. a., 1986)	100 ($n=54$)		99 ($n=54$)	
1–5	100	98	99	100
Erwartungswerte (Expected values)	100	102	106	112

In den Versuchen 1 bis 4 ergab sich nur eine Tendenz der Erhöhung des Energieerhaltungsbedarfs mit zunehmendem Proteingehalt im Futter (100:101:103). Im Versuch 5 war der Proteingehalt ohne jeden Einfluß auf den Energiebedarf für Erhaltung. Die gemeinsame Betrachtung der Ergebnisse aller 5 Versuche führt zu Relationen im Energieerhaltungsbedarf, wenn sich der Proteingehalt im Futter von 6 auf 10, 25 und 40 % erhöhte, von 100:98:99:100. Die Erwartungswerte dagegen haben ein Verhältnis von 100:102:106:112. Die nicht untereinander in Einklang stehenden Ergebnisse aus den Untersuchungen einmal mit wachsenden, zum anderen mit ausgewachsenen Ratten zum Energieerhaltungsbedarf in Beziehung zur Nährstoffzusammensetzung des Futters führten zu der Annahme, daß der oxidative Nährstoffabbau zur Energiegewinnung (ATP) im Erhaltungsumsatz sich bei der wachsenden gegenüber der ausgewachsenen Ratte über andere als die angenommenen Stoffwechselwege vollzieht bzw. weitere, nicht unmittelbar mit der ATP-Synthese gekoppelte Reaktionen aktiviert bzw. gehemmt werden. Die Prüfung der Hypothese einer derartigen Stoffwechselumstellung im Verlauf des Wachstums durch Differenzierung der Erhaltungsbedarfswerte der bisherigen Versuche in die Ergebnisse der beiden letzten Perioden (abschließendes Wachstum) und die der vorangehenden (intensives Wachstum) bringt kein eindeutiges Ergebnis (s. Tab. 9).

Tabelle 9 (Table 9)

Relativierter Energieerhaltungsbedarf wachsender Ratten in Abhängigkeit vom Proteingehalt im Futter und vom Alter (Periodenfolge im Versuchsablauf) für die Versuche 1 bis 5

(Relative energy requirement for maintenance of growing rats in dependence on protein content of feed and on age (period sequence during the experiment))

Versuch (Experiment)	Perioden (Periods)	Rohproteingehalt im Futter (Crude protein content of feed)			
		6 %	10 %	25 %	40 %
1	1. bis 4.		100	101	102
	5. und 6.		100	103	95
2	1. bis 5.		100	106	106
	6. und 7.		100	99	109
3	1. bis 5.		100	98	100
	6. und 7.		100	103	104
4	1. bis 4.		100	100	102
	5. und 6.		100	98	109
5	1. bis 4.	100		97	
	5. und 6.	100		103	

Nur in 2 von 5 Versuchen ist eine deutliche Wirkung zunehmender Proteineinnahme auf den Energieerhaltungsbedarf weitgehend ausgewachsener Ratten angezeigt. Dadurch, daß die wachsenden Ratten in den Versuchen 1–5 zum Versuchsende etwa 10 Wochen alt waren und die Untersuchungen im adulten Zustand mit Ratten älter als 10–12 Wochen begannen, ist über diesen Weg des Vergleichs auch keine eindeutige Klärung herbeizuführen.

Mit der Bestimmung des Energieerhaltungsbedarfs über 14 Perioden (24 Wochen) hinweg bei Verfütterung von Futtermischungen mit 10, 40 und 70 % Rohproteingehalt sollte sowohl der Abschnitt des intensiven Wachstums von 70 bis 160 g Lebendmasse, die Übergangsphase geringerer Wachstumsintensität bis 200 g als auch ein ausgedehnter Abschnitt im adulten Zustand in die Prüfung einbezogen werden, um ggf. die vermutete Stoffwechselumstellung sicher erkennen zu können. Nicht erwartet und im Gegensatz zu den bisher in 5 Versuchen erhaltenen Ergebnissen, die die Unabhängigkeit des Energieerhaltungsbedarfs vom Proteinniveau der Nahrung für wachsende Ratten belegen (s. Tab. 8), trat in allen Perioden, unabhängig vom Entwicklungsstadium – die 1. Periode kann als der einzige Ausnahmefall betrachtet werden – der Einfluß variablen Protein-Kohlenhydratanteils in den Futtermischungen hervor (s. Tab. 6). Die Mittelwerte des Energieerhaltungsbedarfs aus den 14 Perioden verhalten sich relativiert wie 100:108:120 in Beziehung zum Proteingehalt der Futter-

Tabelle 10 (Table 10)
Mittelwerte des Energieerhaltungsbedarfs
(Mean values of energy requirement for maintenance)

	Rohprotein im Futterangebot (Crude protein in the diets)		
	10 %	40 %	70 %
Anzahl der Messungen (Number of measurements)	105	106	102
Erh.-Bedarf, kJ/kg $LM^{0,75} \cdot d$ (Maintenance requirement, kJ/kg $W^{0,75} \cdot d$)	383 ± 31	415 ± 31	459 ± 36
relativ (relative)	100	108	120
Erwartungswerte aus der Effizienz der ATP-Synthese (Expected values from efficiency of ATP-synthesis)	100	108	115

mischungen von 10, 40 und 70 % (s. Tab. 10) und die Erwartungswerte dazu, wenn die Effizienz der ATP-Synthese als ein Maß der Abhängigkeit des Energieerhaltungsbedarfs von der Närhstoffzusammensetzung unterstellt wird, wie 100:108:115.

Damit wird das ATP-Konzept auch für wachsende Ratten im Prinzip bestätigt.

Wie sind die sich z. T. widersprechenden Ergebnisse aus unseren Untersuchungen zum Energieerhaltungsbedarf sowohl wachsender als auch ausgewachsener Ratten zu interpretieren?

Einmal muß die zunächst aufgestellte Hypothese, daß im Verlauf des Wachstums gravierende Stoffwechselumstellungen eintreten könnten, die den Energieerhaltungsbedarf in der Abhängigkeit von der Zusammensetzung der energieliefernden Nährstoffe entscheidend betreffen, fallen gelassen werden. Der Energieerhaltungsbedarf wachsender Ratten kann nach unseren Befunden sowohl nährstoffabhängig als auch nährstoffunabhängig sein. Wenn das so ist, muß es Bedingungen in der Durchführung der Versuche gegeben haben, die entweder zu dem einen oder zu dem anderen Resultat führten.

Es gab keinen Unterschied in der Wahl der Umgebungstemperatur. Mit 30 °C war in allen zu vergleichenden Versuchen der Zustand der Thermoneutralität gewährleistet. Sowohl technisch-apparativ als auch methodisch in der Durchführung der Respirationsversuche wie auch in der Anwendung chemischer und physikalischer Analysenmethoden auf Futtermittel, Kot und Harn wurden im zu betrachtenden Zeitraum, in den die diskutierten Versuche fallen, keine Veränderungen vorgenommen. Zwischen den Versuchen 1 bis 5 einerseits, die übereinstimmend die weitgehende Nährstoffunabhängigkeit des Energieerhaltungsbedarfs belegen, und dem andererseits hier beschriebenen Versuch (weiter als Versuch 6 bezeichnet), aus dem die Nährstoffabhängigkeit des Energieerhaltungsbedarfs hervorgeht, gibt es einen nach Ablauf der Versuche als bemerkenswert einzustufenden Unterschied in der Art des Futterangebotes. Möglicherweise ist darin die Erklärung für die aufgetretene Diskrepanz in den Ergebnissen zum Energieerhaltungsbedarf zu suchen. Während in den Versuchen 1 bis 5 die einzelnen Futtermischungen mit ihren unterschiedlichen Proteingehalten ohne Wechsel jeweils nur an eine der zwei bzw. drei Tiergruppen durchgehend im Versuch verfüttert wurden, wurden die Futtermischungen im Versuch 6 zyklisch innerhalb der drei Tiergruppen von Periode zu Periode gewechselt (s. Tab. 2). Im ersten Fall wurden die Ratten viel stärker an die Futtermischungen adaptiert als im zweiten Fall. Die Adaptation, unabhängig davon, ob sie über die Effizienz der ATP-Synthese oder über den ATP-Bedarf (z. B. für den Proteinturnover) wirkte, führte zu dem Ergebnis, daß die Futterenergie bei variablem Proteinangebot mit nahezu gleicher Effektivität dem Erhaltungsumsatz diente. Beim Wechsel der Futtermischungen im 12tägigen Rhythmus, womit starke Veränderungen in der Proteinaufnahme verbunden waren, reagierten die Ratten nach der kurzen Zeitspanne der Umstellung entsprechend der Erwartung nach dem ATP-Konzept. Es ist gegenwärtig nicht möglich, diese Hypothese weiter zu untermauern. KIRCHGESSNER u. MÜLLER (1980) sehen ebenfalls in Adaptationseffekten eine Möglichkeit, unterschiedliche Ergebnisse zur thermogenen Wirkung der Nährstoffe im Erhaltungsumsatz zu deuten. Weitere Untersuchungen dazu sind wünschenswert und anzustreben.

Zusammenfassung

An Albino-Ratten institutseigener Zucht (Wistar-Stamm), aufgeteilt in 3 Tiergruppen zu je 9 Tieren, wurden, beginnend im Alter von 4 Wochen, über den Zeitraum von 24 Wochen, die sich in 14 Untersuchungsperioden gliederten, Futtermischungen mit 10, 40 und 70 % Rohprotein in der Trockensubstanz verfüttert, wobei nach jeder Periode die Futtermischungen für die Tiergruppen zyklisch wechselten. Jede Periode war in einen Wachstumsabschnitt (8 Tage) bei Haltung der Ratten in Stoffwechselkäfigen und einen Abschnitt mit Fütterung auf dem Erhaltungsniveau (4 Tage) bei Haltung in Respirationskammern unterteilt. In beiden Haltungsabschnitten wurde eine Umgebungstemperatur von 30 °C eingehalten. An 3 Tagen der Fütterung auf dem Erhaltungsniveau wurden die Stoffwechseldaten zum Energie-, C- und N-Umsatz gemessen und der Energieerhaltungsbedarf ermittelt.

Sowohl der Energieerhaltungsbedarf der wachsenden Ratten (bis 200 g LM) als auch der der weitgehend ausgewachsenen bzw. ausgewachsenen Ratten ($>$200 g LM) war signifikant von der Nährstoffzusammensetzung der verabreichten Futtermischungen abhängig. Er erhöhte sich mit zunehmendem Protein- und gleichzeitig abnehmendem Kohlenhydratanteil im Futter. Im Mittel der Untersuchung hatten die Ratten in der Reihenfolge 10, 40 und 70 % Proteingehalt einen Energieerhaltungsbedarf von 383 ± 31 ($n = 105$), 415 ± 31 ($n = 106$) und 459 ± 36 kJ umsetzbare Energie/kg $LM^{0,75} \cdot d$ ($n = 102$). Der Energieerhaltungsbedarf verhielt sich relativ wie 100 : 108 : 120. Ausgehend davon, daß der Energieerhaltungsbedarf als ein Bedarf an energiereichen Phosphaten aufgefaßt werden kann, errechnen sich über die energetische Effizienz der ATP-Synthese (kJ umsetzbare Energie/Mol ATP-Gewinn) beim Nährstoffabbau relative Erwartungswerte für den Energieerhaltungsbedarf aus dem Verhältnis des experimentell ermittelten Nährstoffumsatzes bei variabler Proteinzufuhr von 100 : 110 : 118. Die Hypothese, daß die Effizienz der ATP-Synthese beim Abbau der energieliefernden Hauptnährstoffe als ein relatives Maß für die Abhängigkeit des Energieerhaltungsbedarfs von der Nährstoffzusammensetzung angesehen werden kann, wurde mit diesem Versuch bestätigt.

Andersartige Befunde in früheren Versuchen werfen die Frage auf, ob diese Befunde durch Adaptationseffekte beeinflußt wurden. Eine experimentelle Klärung der Frage wird als bedeutsam erachtet.

Резюме

Л. Хоффманн, Моника Клайн и Р. Шиманн

Изучение зависимости потребности в энергии для поддерживания жизни от питательных веществ у крыс. 4-ое сообщ.: Влияние уровня протеина пищи на потребность крыс в энергии для поддерживания жизни во время роста и после окончания периода интенсивного роста

Проводились за период от 24 недели опыты на крысах — альби — носах породы *Вистар* из институтского возпроизведения — 3 группы по 9 головам — , где исследовались кормовые смесы с содержанием 10 %, 40 или 70 % сырого протеина к сухому веществу. Опыты разделились на 14 исследуемые периоды и начали при возрасте 4 недели. После каждого периода кормовые смеси циклически изменились. Каждый период разделился на период роста (8 дней) при содержании крыс в обменных клетках и на период кормления на уровне для поддерживания жизни (4 дня) при содержании в респирационных камерах. Окружающая температура для обоих периодов содержания была 30 °С.Во время трёх дней кормления на уровне для поддерживания жизни определились данные обменов энергии, С и N и кроме того потребность в энергии для поддерживания жизни.

Потребность растущих крыс до 200 г живой массы в энергии для поддерживания жизни и тоже взрослых крыс свыше 200 г ЖМ достоверно зависила от состава скормленных кормовых смесей и повысилась при повышении в корме доли протеина и одновременном снижении углеводной доли. В среднем имели крысы в порядке 10, 40 и 70 % содержания протеина в рационе следующую суточную потребность в энергии в кДж обменной энергии/кг ЖМ^{0,75} : 383 ± 31 ($n=105$), 415 ± 31 ($n=106$) и 459 ± 36 ($n=102$). Соотношение относительной потребности в энергии для поддерживания жизни было 100 : 108 : 120. Исходя от того, что потребность в энергии для поддерживания жизни является вообще потребностью высоко энергетических фосфатов, вычисляются с помощью энергетической эффективности синтеза АТФ (кДж обменной энергии/моль полученных АТФ) при нарушении питательных веществ относительные ожиданные данные для потребности в энергии для поддерживания жизни из соотношения определённого в эксперименте обмена питательных веществ при различном введении протеина в отношении 100 : 110 : 118. С помощью опыта оправдивался гипотез, что эффективность синтеза АТФ при нарушении главных питательных веществ для доставления энергии является относительным размером для зависимости потребности в энергии для поддерживания жизни от состава питательных веществ. При обсуждении отличающих результатов из прежних опытов необходимо спросить по влиянию адаптационных эффектов на эти данные. Этот вопрос можно выяснить только с помощью новых экспериментов.

Summary

L. HOFFMANN, MONIKA KLEIN and R. SCHIEMANN

Studies with rats on the dependence of energy maintenance requirement on the nutrients. 4. The influence of the protein level of the feed on the energy maintenance requirement of rats in the course of growth and after the phase of intensive growth

Albino rats bred in the institute (Wistar line) divided into 3 groups of 9 animals each received, beginning at the age of 4 weeks, feed mixtures with 10, 40 and 70 % protein in the rations over a period of 24 weeks divided into 14 subperiods of study. The feed mixture changed cyclically for the groups of animals after each sub-period. Every period was divided into a growth period (8 days) with the rats kept in metabolism cages and a period of feeding on maintenance level (4 days) with the rats kept in respiration chambers. In both periods the temperature was kept constant at 30 °C. On 3 days of feeding on the maintenance level the metabolism parameters of energy, C and N metabolism were measured and energy maintenance requirement was ascertained.

Both the energy maintenance requirement of the growing rats (up to 200 g live weight) and that of the nearly fully grown and fully grown rats resp. (>200 g live weight) significantly depended on the nutrient composition of the feed mixtures supplied. It increased with the increasing protein and simultaneously decreasing carbohydrate quotas in the feed. On an average of the studies the rats had, in the sequence of 10, 40 and 70 % protein content, an energy maintenance requirement of 383 ± 31 ($n = 105$), 415 ± 31 ($n = 106$) and 459 ± 36 kJ metabolizable energy/kg $LW^{0,75} \cdot d$ ($n = 102$). Energy maintenance requirement behaved relatively like 100 : 108 : 120. Based on the fact that energy maintenance requirement may be considered the requirement of ATP, relative expectancy values for energy maintenance requirement can be calculated with the energetic efficiency of the ATP synthesis (kJ metabolizable energy/Mol ATP gain) in nutrient catabolism from the relation of the experimentally ascertained nutrient metabolism at a variant supply of protein of 100 : 110 : 118.

The hypothesis that the efficiency of ATP synthesis in the catabolism of the main nutrients supplying energy can be considered a relative measure of the dependence of the energy maintenance requirement on nutrient composition has been confirmed in this experiment.

Different findings in earlier experiments raise the question if those findings were influenced by adaptation effects. An experimental solution of this question is considered important.

Literatur

[1] HOFFMANN, L., MONIKA KLEIN und R. SCHIEMANN: Arch. Tierernähr. **32**, 165 (1982)
[2] HOFFMANN, L., MONIKA KLEIN und R. SCHIEMANN: Arch. Tierernähr. **36**, 981 (1986a)
[3] HOFFMANN, L., MONIKA KLEIN und R. SCHIEMANN: Arch. Tierernähr. **36**, 995 (1986b)
[4] HOFFMANN, L., und R. SCHIEMANN: Arch. Tierernähr. **30**, 733 (1980)
[5] KIRCHGESSNER, M., und H. L. MÜLLER: Nutr. Metab. **24**, 1 (1980)

[6] KLEIN, MONIKA, L. HOFFMANN und R. SCHIEMANN: Arch. Tierernähr. **36**, 1065 (1986)
[7] KREBS, H. A.: Arzneimittelforschung **10**, 369 (1960)
[8] RUFEGER, H., und U. BOTTIN: Z. Tierphysiol. Tierernähr. Futtermittelkde. **43**, 1 (1980)
[9] SCHIEMANN, R., K. NEHRING, L. HOFFMANN, W. JENTSCH und A. CHUDY: In: Energetische Futterbewertung und Energienormen. VEB Deutscher Landw.-Verlag Berlin, S. 20 (1971)

Die Autoren danken allen Mitarbeitern der Abteilung Energieforschung, die an der technischen Durchführung und Auswertung der Versuche beteiligt waren.
Aus dem Kreis dieser Mitarbeiter seien besonders genannt: HELMA BÜTOW, LUISE JESCHKE und CHRISTEL MARKWARDT.

Eingegangen: 13. August 1985

Anschrift der Autoren:

Dr. habil. L. HOFFMANN, Dr. MONIKA KLEIN und Prof. Dr. sc.
R. SCHIEMANN
Forschungszentrum für Tierproduktion Dummerstorf-Rostock,
Bereich Tierernährung „Oskar Kellner“
Justus-v.-Liebig-Weg 1
Fach-Nr.27-01/02
DDR - 2500 Rostock

Arch. Anim. Nutr., Berlin 37 (1987) 1, 15–27

Institute of Animal Physiology
Slovak Academy of Sciences, Ivanka pri Dunaji, ČSSR
(Director: Academician K. BOĎA)

M. OTTO, MAJA ŠNEJDÁRKOVÁ and K. BOĎA

Quantification of lysine dynamics in the Japanese quail

1. Introduction

The availability of sometimes quite detailed information on the dynamics of feedstuff nitrogen compounds in animals and humans has consequently led to the development of mathematical frameworks for its quantitative description. The complexity and dynamic range of these models vary from long-term and general description of e.g. total nitrogen balance of the organism by growth curves via medium term (some days) quantifications of amino acid nitrogen by means of 3- or 5-compartment models (SPRINSON and RITTENBERG, 1949, KRAWIELITZKI, 1972, BOCK, 1980, KRAWIELITZKI et al., 1983) to detailed short-term multicompartmental descriptions of the fate of a given amino acid as such within the animal (OTTO et al., 1983). In a certain sense this reflects the wide range of time scales of processes involved in amino acid dynamics. Within its (limited) time scale and degree of complexity linked to this scale, each approach has its specific value and significance as a heuristic and working tool in animal nutrition.

In our attempts to arrive at a short- to medium-term description of arginine flow in the Japanese quail (*Coturnix coturnix japonica*), a nonlinear multicompartment model had been devised, which put intestinal transport of arginine, its transport between organs, incorporation into and release from protein of liver and muscle as well as catabolism by arginase into relation. Also, applications of the model for simulation studies of isotope flow, of the arginine balance and–tentatively–of feeding regimes are possible (OTTO et al., 1983).

In this communication results on an attempt to model the dynamics of another essential amino acid, lysine, in the quail are reported. Lysine is known for its interaction with arginine, both on a cellular (e.g. HERZBERG et al., 1971) and on a zootechnical (e.g. JONES et al., 1967) level in fowl.

2. Material and methods

2.1. Animals

Cockerels of the Japanese quail with a mean weight of 107 ± 6 g ($\bar{x} \pm$ SD) raised on a commercial diet containing 28 % protein (N $\times$ 6.25) were placed into cages (3 birds per cage) with unrestricted access to water and diet. Animals near to the end of intensive growth (age 59 days) were used. Three days before the experiment each bird was once daily adapted to force-feeding. Between 09.00 and 10.00 h a. m. a dose of 2 ml of 3.4 % (w/v) cooked maize starch gel was applied into the crop. Ten hours before the experiment the diet was removed. Access to water was restricted at the very beginning of the experiment.

2.2. Preparation of radioactively labelled lysine doses

L-(U-^{14}C)-lysine was obtained from UVVVR Prague and further purified by TLC on silicagel by triple development in n-butanol: acetic acid: water (4:1:1, v/v/v). Cold L-lysine hydrochloride was added to obtain a specific radioactivity (S. A.) of 115 kBq/mmol.

2.3. Application of doses and sample preparation

To each animal one lysine dose out of four levels (20, 40, 80 and 160 mg lysine corresponding to 137, 274, 547 and 1 094 μmol) was applied. The dose contained in 2 ml of 3.4 % starch gel was force-fed into the crop. After a specified time the animal was anesthesized with diethyl ether and a blood sample from the v. jugularis was taken. The time intervals were 40, 50, 60, 90, 150 and 210 min after lysine application and were the same for each dose. Each experimental point was measured in triplicate. From each animal the contents or samples of the following organs and tissues were taken (for details and sample processing see ŠNEJDÁRKOVÁ and OTTO, 1983): the trichloroacetic acid (TCA) soluble fraction of the contents of crop plus gizzard plus proventriculus, of duodenal plus jejunal plus ileal chymus after careful perfusion of the intestine with cold isotonic saline, of the wall of the former intestinal segment, of blood plasma, liver and of a 5 g sample of m. pectoralis major. Futhermore, samples of the TCA insoluble fraction of the intestine wall, of blood plasma, of liver and of muscle were obtained. The excrements of each triple of animals belonging to one experimental point were collected and the contents of the colons added. Measurement of the specific radioactivity of lysine in the TCA soluble fraction was performed as described earlier. Radioactivity was measured on a Packard liquid scintillation counter Tricarb 460.

2.4. Quantification of metabolized lysine

The amount of lysine metabolized and expired as CO_2 was measured as described by BERGNER and SIMON (1976). After application of labelled lysine under conditions very similar to those described above the animal was placed into an exsiccator and CO_2-free air at a rate of one liter per min was pumped through. Samples from the CO_2-capturing solution were taken every 15 min and analyzed for radioactivity. The lysine doses amounted to 196, 547 and 1 094 μmol at a S. A. of 115 kBq/mmol.

2.5. Evaluation of results and construction of the model

Quantification of lysine dynamics by means of a compartment model requires the experimental measurement of the time dependence of lysine concentration rather than its amount in a given organ. Therefore, results where possible are expressed in mmol/l by referring the amount of lysine to a suitable volume. In the case of blood, liver and muscle this calculation is straightforward, while in the case of the crop, stomachs and small intestine contents, respectively, reasonable values for the corresponding volumes have to be assumed which were also used later in the model.

Individual versions of the model were tested as described earlier (OTTO et al., 1983). Integration of the set of nonlinear differential equations was performed numerically by the Runge-Kutta procedure on a 48 kilobyte personal computer.

3. Results and discussion

3.1. Choice of experimental design

First of all, a reasoning for the design of the experiment is appropriate. In studies of amino acid dynamics in the intact animal, application of tracer doses would not lead to a disturbance of the animal's quasi steady state, but it would not reveal certain properties of the system either, which deviate from linearity. For example, saturation of transport systems or of enzymes engaged in lysine dynamics would not show up. Also, the high isotopic dilution during the passage from the crop through the gastrointestinal tract to muscle would make the interpretation and quantification of data less straightforward. Therefore, a flooding technique was preferred and recovery from a „*pertubation of the system*" was experimentally followed. The amount of lysine given to the animal is a compromise between the requirements imposed by a flooding technique and the condition of being physiological. Another point is the absence of other feed components, mainly of amino acids other than lysine. Application of protein-bound labelled lysine was not possible for technical reasons. Simulation of the amino acid pattern of a commercial using free amino acids would have imposed both an even higher osmotic load on the animal and would again make data interpretation less unique. Future experiments, however, have to take care of this point.

3.2. Experimental data on lysine dynamics

The results are shown in figs. 1–3. In Fig. 1, the concentration of lysine in the TCA soluble fraction of each of the selected organs as a function of time and lysine dose is represented. The lysine concentration in crop plus stomachs as well as in the chymus and in the intestine wall decrease nearly exponentially with time. The standard deviation of the data (for the sake of clarity shown only for $t = 40$ min) decreases with time and yields thus a quite constant relative error. A geometrical relationship between the doses (factor 2) ensures that all four courses within one organ can be reliably identified despite of the use of a multiple stage slaughter experiment with its inherent variability. Within the experimental error the ratio of the doses applied (1:2:4:8) is reflected also by the experimental points in these organs. As can be seen from Fig. 1a, 40 minutes after application only from 11 to 14 % of the dose is present in the crop plus the stomachs. Absorption from the small intestine seems to be very rapid so that the expected maximum in the lysine concentration must have occurred before the 40th minute. Such a maximum could not be detected neither in the chymus nor in the intestinal wall (Fig. 1b, c).

Inspection of the concentration courses in blood, liver and muscle shows that the experimental points at a given time do not represent anymore the ratio of lysine doses

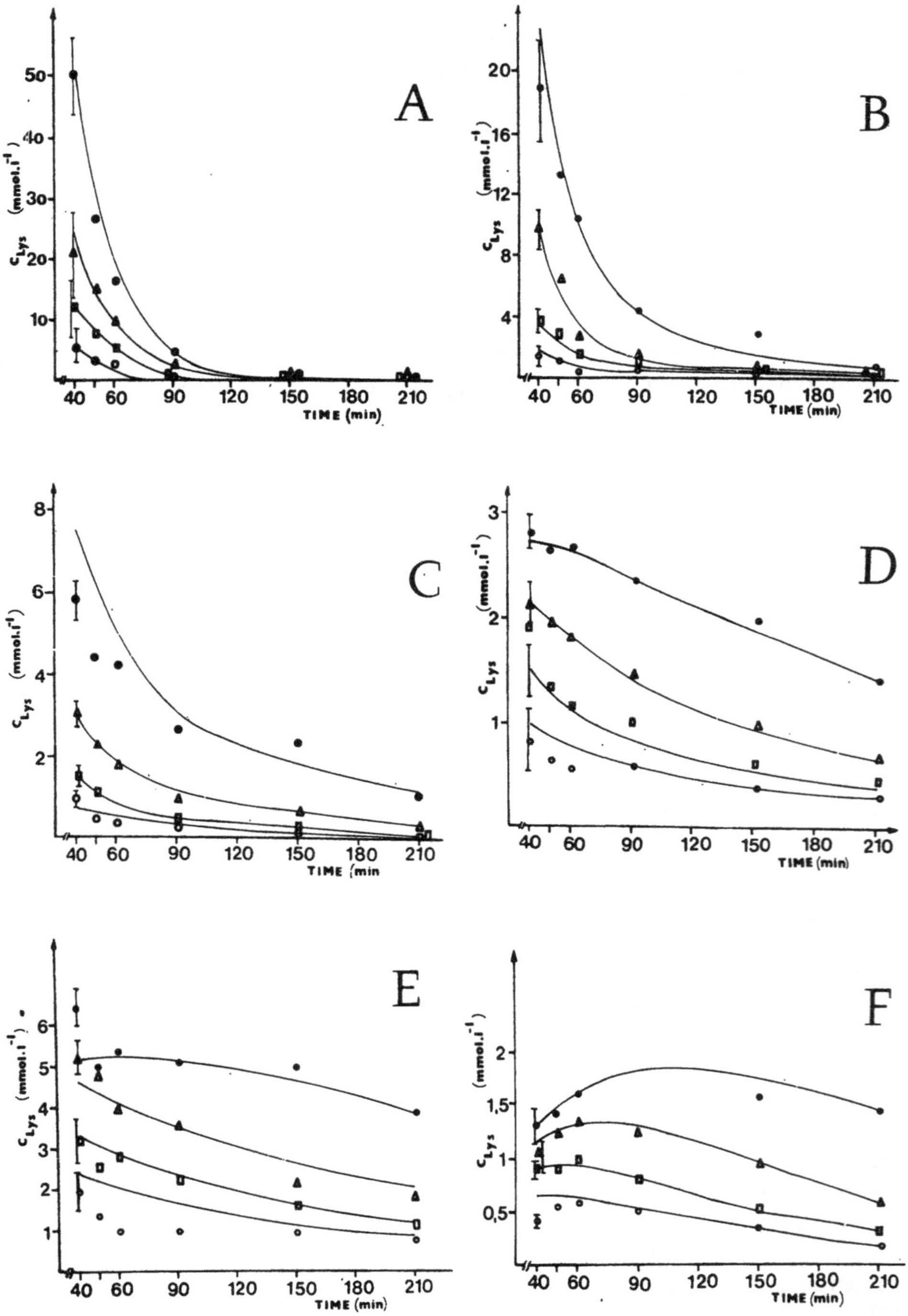

Fig. 1. Dose- and time-dependent lysine concentration in the TCA soluble fraction of the a) crop plus stomachs, b) intestinal chymus c) intestine wall, d) blood plasma, e) liver, f) m. pectoralis major. Lysine doses: ○–○ 137 μmol, □–□ 274 μmol, △–△ 547 μmol, ●–● 1 094 μmol. The bar indicates the standard deviation ($n = 3$).

but rather tend to reach a saturation value typical for each organ (Fig. 1d–f). In muscle, a concentration maximum occurring around the 60th minute can be found. On designing the experiment the sampling interval (40–210 min) was chosen so as to clearly pick up this maximum in muscle.

Incorporation of labelled lysine into protein was followed in the intestine wall (Fig. 2a), in blood plasma and liver (data not shown) and in muscle (Fig. 2b). The flat though dose-dependent incorporation curve found in intestine wall protein is at variance with the hyperbolic incorporation of lysine into protein from blood plasma,

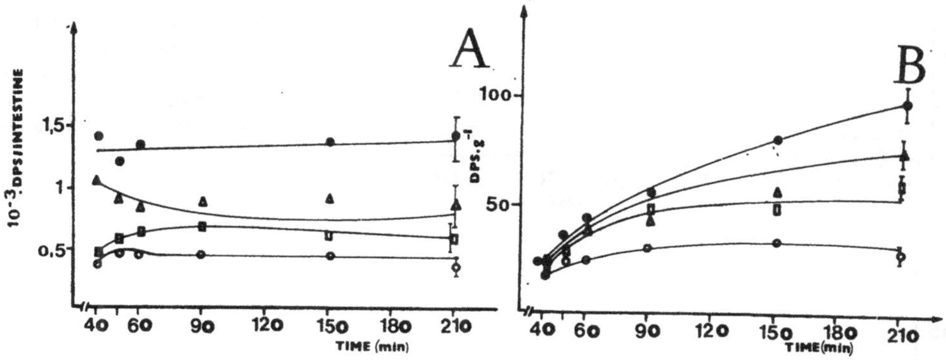

Fig. 2. Dose- and time-dependent L-(U-^{14}C)-lysine incorporation into the TCA insoluble fraction of a) the intestine wall b) m. pectoralis major. Symbols see fig. 1.

liver and muscle. This points both to the high turnover of intestine wall protein acting also as a short-term "buffer" and to the internal recycling of lysine within the gastro-intestinal tract. Concerning the problem of quantification of incorporated lysine, the flooding technique provides a more narrow range of S. A. than tracer doses. At the largest lysine dose the drop in the S. A. was only 50 to 70 % of the original S. A. on the passage from the crop to muscle. For the approximate calculation of lysine incorporation into protein, the intracellular S. A. of free lysine (data not shown) was used.

The data set on lysine dynamics has yet to be completed by quantification of processes leading to irreversible lysine losses, i.e. its excretion and lysine oxidative catabolism. In Fig. 3 excretion of lysine per animal as a function of time and dose is shown. The ordinate was chosen so as to represent lysine equivalents calculated from total excreted radioactivity. This approach summarizes losses of both metabolized and nonmetabolized lysine and enables a direct comparison of losses with the amount applied. Even though the samples for one data point had been pooled there is some scatter in the data. In general, excretion occurs to a great extent within the first 90 min after application but rises still thereafter. Except for the dose second to the smallest, the final excreted amount represents roughly 10 % of the dose.

The amount of lysine metabolized to CO_2 was determined in a separate experiment as described under 2.4. From Fig. 4 it is seen that as short as 15 min after application of labelled lysine $^{14}CO_2$ could be detected. The rate of $^{14}CO_2$ expiration is maximal at 60–90 min after application and then depending on the dose levels off. After 210 min 29.1 %, 23.1 % and 23.3 % of total radioactivity applied in doses of 196, 547 and 1094 μmol lysine, respectively, are found in the fraction of expired CO_2. Analysis of the

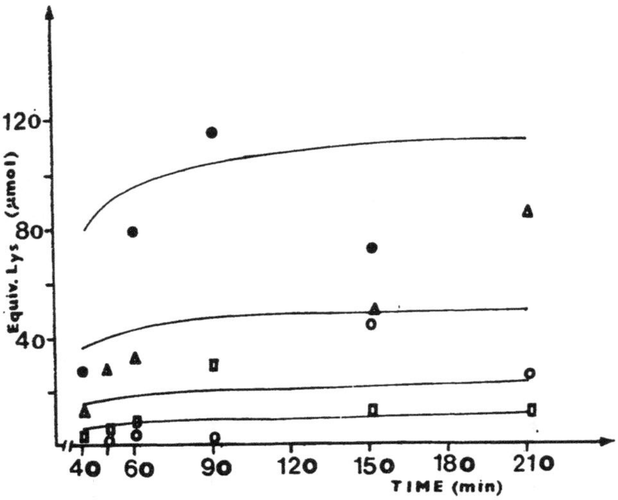

Fig. 3. Dose- and time-dependent excretion of lysine and its metabolites. The ordinate is the lysine equivalent calculated from total excreted radioactivity. Symbols see fig. 1.

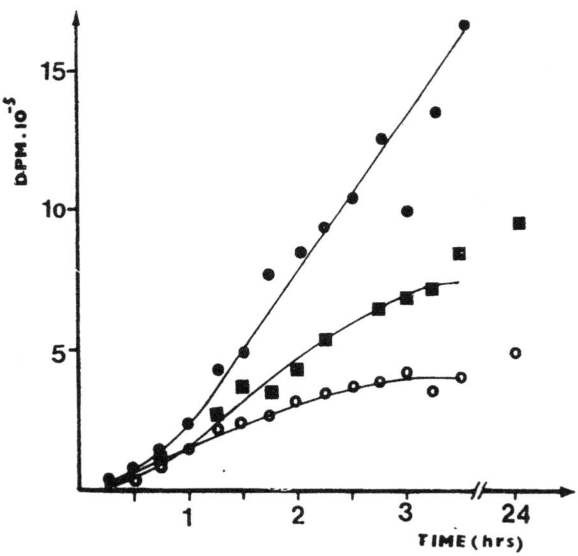

Fig. 4. Cumulative $^{14}CO_2$ expiration as a function of time and lysine dose. ○–○ 196 µmol, ■–■ 547 µmol, ●–● 1 094 µmol.

$^{14}CO_2$ formation as a function of the lysine dose in connection with earlier data reveals, that the former increases nearly linearly with the dose. At variance with much more refined experiments directed towards the determination of the animal's lysine requirement (e.g. SIMON et al., [1978] in the case of rats), the purpose here was to measure the extent of oxidative lysine catabolism under conditions of the main experiment. These data provide an estimate of the *minimal* rate of lysine catabolism. Altogether the presented data on $^{14}CO_2$ formation and excretion are in good agreement with results reported by SCOTT and AUSTIC (1978) obtained on chicken using a very similar mode of lysine dosage.

From the data shown in Fig. 1–3 the lysine recovery as a function of dose and time could be calculated. In this calculation mean values for the weight or volume of the individual organs (BARANOVSKÁ et al., 1980) were used. Taking also data on lysine catabolism into account (Fig. 4), the lysine recovery ranges from 86 to nearly 100 % of the dose applied for the initial 60 minutes and decreases slightly thereafter.

3.3. Quantitative description of lysine dynamics

Adequate description of lysine dynamics in the Japanese quail means that the model to be developed should bear intimate relations to the animal's physiology and biochemistry. Parameters of the model with respect to kind and number should be in accordance with the information content of the experimental data and be principally independently verificable. To be of heuristic value, the final model has to be testable and open to falsification procedures (COBELLI et al., 1984).

In this sense the compartment model shown in Fig. 5 is a trial to obey the above criteria. A similar model had been worked out earlier to describe the dynamics of arginine in the same species (OTTO et al., 1983). According to the model the amino

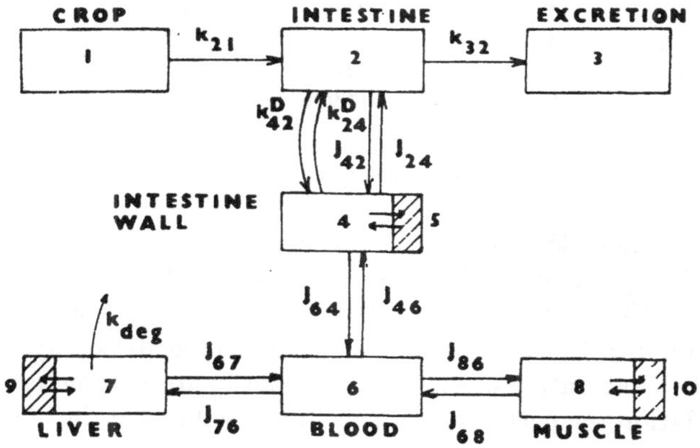

Fig. 5. Model of lysine dynamics in the Japanese quail. Hatched areas represent the protein fraction of the organ. For detailed explanation see text.

acid present in the crop and the stomachs is emptied in a logarithmic manner (SAMMONS 1982) into the small intestine. Lysine absorption from the intestinal lumen was assumed to occur both via a saturable carrier and a diffusion mechanism. Under conditions of lysine application into the crop, this combination ensures netto absorption of lysine from the lumen but due to its principal reversibility it can explain also small lysine losses into the lumen with subsequent excretion. The phenomenon of active transport can be easily included in the model by assuming an inequality in the maximal unidirectional fluxes between adjacent compartments ($J_{ij} \neq J_{ji}$). In the intestine wall lysine apart from losses by backflux into the lumen may be incorporated into the protein fraction or may be transported into the blood. From blood transport via a carrier into liver and muscle is possible. In both organs lysine is incorporated into and released from the corresponding protein fraction. Synthesis and degradation of intestine wall and liver protein was assumed to obey first order kinetics while in the case of muscle protein a zero order synthesis was combined with first order degradation. The consequences of this approach are discussed later. Lysine catabolism was described by a linear term.

The features of the model outlined so far are adequately represented by a system of differential equations (not shown, for details see OTTO et al., 1983) with its corre-

Table 1

Parameter values of the model

Parameter	Value	Dimension	Parameter	Value	Dimension
Flow between compartments			Protein synthesis and degradation		
k_{21}	0.00015	l/min	l_{S5}	0.68	1/min
k_{32}	0.00005	l/min	l_{D5}	0.015	1/min
$k_{D42}=k_{D24}$*	0.0006	l/min	l_{S9}	0.23	1/min
Maximal unidirectional flux			l_{D9}	0.0075	1/min
in carrier transport			l_{S10}	0.1	mmol/l/min
$J_{42}=J_{24}$	0.005	mmol/min	l_{D10}	0.00183	1/min
J_{64}	0.011	mmol/min	Compartment volumes		
J_{46}	0.006	mmol/min	V_1	0.003	l
J_{76}	0.016	mmol/min	V_2	0.004	l
J_{67}	0.005	mmol/min	V_3	arbitrary	
$J_{86}=J_{68}$	0.005	mmol/min	$V_4=V_5$*	0.003	l
Half saturation constant in			V_6	0.015	l
carrier transport			$V_7=V_9$*	0.002	l
$K_{42}=K_{24}$	5	mmol/l	$V_8=V_{10}$*	0.03	l
$K_{64}=K_{46}$	1	mmol/l	Oxidative catabolism		
$K_{76}=K_{67}$	3	mmol/l	k_{deg}	0.0006	1/min
$K_{86}=K_{68}$	3	mmol/l			

* Equality by definition, all other equalities are a result of the parameter optimization procedure

sponding parameter set. The meaning of the individual parameters can be extracted from Fig. 5 and Table 1. Generally speaking, k_{ji} describes the transfer of lysine from the i-th to the j-th compartement (the letter D in context with k_{ji} indicates transfer by diffusion), J_{ji} is the maximal unidirectional flux of lysine from i to j mediated by a carrier with the corresponding half saturation constant K_{ji}, l_S and l_D are parameters for protein synthesis and degradation, respectively, and V_i is the volume of the i-th compartment. The equality of some volumes (e.g. V_7 and V_9) stems from the assumption that the protein fraction of a given compartment occupies the same space as does the free amino acid. For computational convenience, all volumes are expressed in liters.

To obtain a fit of the theoretically predicted to the experimental data, a large number of parameter sets was tested in a systematic manner. Also the model structure was slightly varied around the final version shown in Fig. 5 to get an idea of how the results are influenced by small changes in model structure and parameter values. The requirement of a simultaneous description of the effect of all four doses by one parameter set further narrowed the region of possible parameter values. The set of optimized values is shown in Table 1. The full lines in Figs. 1 and 3 are theoretical ones and were drawn using this set. As can be seen, a quite satisfactory fit in general could be obtained. Critical examination reveals in some cases small systematic deviations, e.g. in the TCA soluble fraction of blood and liver in the case of a lysine dose of 137 µmol and in the description of the concentration maximum in muscle at this dose. With respect to the assumptions made in the model and the complexity of the system, it is felt that the deviations may be still acceptable.

Some of the assumed model features and of the parameter values (Table 1) can be checked against data taken from the literature, possibly after suitable recalculation or by extrapolation from another species. Most of compartment volumes (BARANOVSKÁ et al., 1980) are reasonable ones except for the volume of the intestine and the intestine wall which are probably overestimated. The parameters of lysine transport through the intestinal brush border membrane (i.e. J_{42}, J_{24}, K_{42}, K_{24}) are comparable to those found in chicken (HERZBERG et al., 1971) but higher than the lysine uptake into intestinal segments reported by LERNER and KRATZER (1976) for the quail on the basis of a single-point measurement. The existence of a diffusional component in intestinal lysine transport was demonstrated by MUNCK and RASMUSSEN (1979) in their studies using rat jejunum. In a quantitative way, the seemingly high diffusional component found in the quail is corroborated by experiments (TKÁČ 1980), in which a nearly linear increase in whole body lysine uptake as a function of substantial lysine loads was observed in the quail. It is interesting to note, that compartmental analysis of intestinal transport yielded meaningful parameter values though the assumption of homogenity within the intestine is not fulfilled.

Transport of lysine into the liver was modelled as a high capacity active transport. Confrontation with independent data is difficult because of the intense lysine catabolism in liver.

In studies of amino acid entry into rat muscle, BANOS et al. (1973) did not find a saturation of the lysine entry rate with increasing lysine concentration as would be predicted by a pure carrier mechanism. The entry rate as such, however, is in excellent agreement with the value assumed by the model, when referred to the same mass.

Another point is the kinetics of lysine utilization for muscle protein synthesis. In view of the reasonings given by WATERLOW et al. (1978) with respect to incorporation kinetics and the attractive explanation of a steady state in protein mass in the adult animal, a zero order kinetics for protein synthesis combined with first order breakdown was assumed. Protein synthesis and degradation in the intestine wall and in liver were described by first-order reactions, which better fits the presumed role of both organs as quickly acting amino acid buffers. It is explicitly stated that the choice of the kinetics of protein synthesis is more based on conceptual than on experimental grounds at present. The experimental data do not allow a discrimination. Another important point is, that a zero order synthesis of muscle protein implies for itself not to be a function of the lysine concentration in the cell. Thus the dose-dependent incorporation data (Fig. 2b) can only be explained on the basis of different specific radioactivities in the precursor pool which on increased flooding with lysine should tend to a final value. Analysis of incorporation data by the method of SCORNIK (1974) reveals, that they are compatible with this prediction.

Incorporation data for muscle and liver expressed as lysine using the intracellular S. A. match the predicted amount. In the case of liver, the sum of TCA insoluble radioactivity of liver plus blood plasma calculated as lysine had been compared with the theoretical amount, as the model does not yet include the feature of liver protein export. Both the existence of a protein mixture within each organ and amino acid compartmentation within the cell make the direct assessment even of mean values of the parameters for protein synthesis and degradation difficult. It is rather the ratio of l_S/l_D, which can be determined. Reevaluation of the parameters for intestine and liver protein synthesis (l_{S5} and l_{S9}) as fractional synthesis rates in $\% \cdot d^{-1}$ is not feasible due to the fact, that the latter entities imply a zero order protein synthsis while in the model the protein synthesis depends also on the concentration of free lysine in the cell. In the case of muscle, l_{S10} and consequently l_{D10} are probably estimated too high. This is due both to the existence of rather a protein mixture than a single protein and to the short incorporation time when compared to the half-life of typical muscle proteins. Therefore, a later extension of the model to longer time periods will have to take account of the protein mixture and thereby yield more realistic estimates of the parameter of muscle protein synthesis.

Comparison with parameter values of arginine dynamics reveals that some processes, e.g. emptying of the crop and the stomachs or excretion possess very similar dynamics. On the other hand, the intestinal resorption capacity is greater for lysine than for arginine. Transport parameter values are similar in the case of muscle but markedly differ in the case of liver. It might be lysine catabolism in liver which makes parameter estimation less unique. Oxidative lysine catabolism was assumed to obey a linear rate law which is an oversimplification though it is compatible with the data shown in Fig. 4. Even in the case of no lysine input a small amount is being catabolized at the expense of intestinal and – to a lesser extent – of liver proteins. This simulation of zero input yields also reasonable quasi steady state values of lysine concentration in the intestine, blood, liver and muscle.

3.4. Model application and further model refinement

From the experimental setup it is clear that the model depicts a special nutritional state of the animal, i.e. a lysine load in the presence of starch with other feed components being absent. Thus, the model should be regarded rather as a starting point for subsequent incorporation of relevant interactions with those components (e.g. with arginine) than as a final matter. The same holds for the extension of the model with respect to younger animals and other species.

In the present stage the model is a valuable tool in isotopic experiments for the prediction and analysis of changes in lysine concentration or S. A. Being careful with respect to extrapolations, even some theoretical considerations on the lysine balance and feeding modes can be done, as indicated in an earlier work (OTTO et al., 1983). A utilization coefficient U was defined as the ratio of the netto lysine balance to the absolute

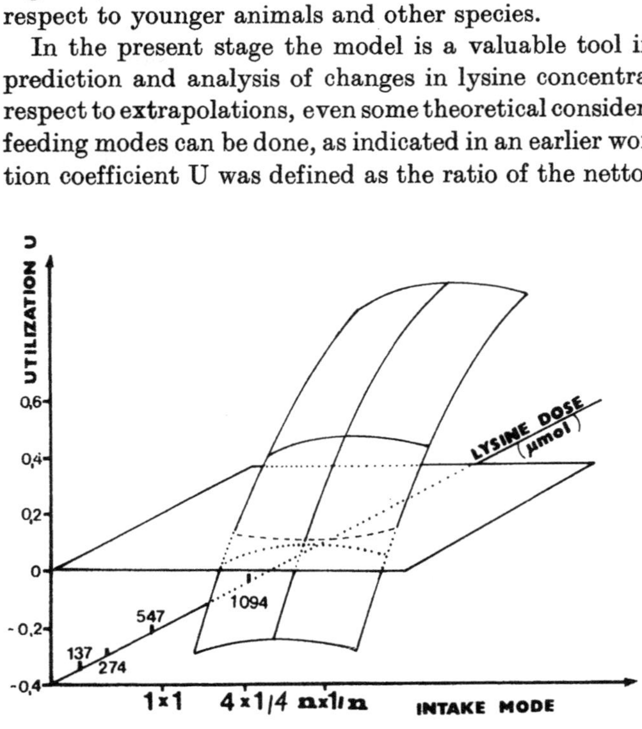

Fig. 6. Spatial representation of the theoretical lysine utilization U as a function of lysine dose and intake mode: 1×1 single pulse, 4×1/4 four equal partial pulses, $n \times 1/n$ continuous intake within 110 min. U calculated for $t = 210$ min.

value of lysine loss by catabolism and excretion. This time-dependent coefficient U as a function of the lysine dose (137–1094 µmol) was calculated for three different intake modes, i.e. dosage as one pulse at $t=0$ min, dosage by four equal partial pulses at $t=0$, 30, 60 and 90 min and dosage by continuous feeding between 0–110 min. Fig. 6 represents this dependence in the 3-dimensional space. For the representation of the intake mode, the x-axis was arbitrarily divided into equidistant parts. In this way, the dependence of U on the dose and on the intake mode yields a curved surface in the space. Firstly, the figure is inspected with respect to U and the intake mode. At each of the four doses intake by partial pulses results in slightly larger values of U than the single pulse of the same amount. U for the continuous feeding mode lies in between.

Secondly, in addition to this results found also with arginine, the dependence of this phenomenon on the dose can be investigated. At all three modes U rises with increasing lysine dose though not in a linear manner. The steepest rise is in the region of the intersection of the curved surface with the plane perpendicular to the U-axis at U=0. Another phenomen less readily to be seen from Fig. 6 is that in the case of partial pulses U as a function of the dose does not level off as strong as the two other modes. In other words, depending on the intake mode there are small but obvious differences in lysine utilization which itself depend on the amount applied. On another time scale these differences bear qualitatively some resemblance to time restrictional feeding results (PETER, 1979), though at present it is impossible to extrapolate from lysine to complete feed. Also, the question of accumulation of differences between the modes is still open.

Thirdly, from the intersection of the surface with the plane drawn at U=0 an estimate of the amount of lysine required to maintain the balance can be obtained by projecting the intersection point for a given mode on the "*dose axis*", Thus, for the single pulse mode a value of 320 µmol per 210 min is obtained. Extrapolation to the daily balance yields 2190 µmol or 319 mg lysine, a value not much exceeding that found experimentally for the quail (SVACHA et al., 1970). For the two other modes values lower by 6 and 11 % are obtained.

In the future effort has to be directed towards model validation by testing it in different situations and towards its suitable extension to other feedstuff components.

Summary

To cockerels of the Japanese quail four graduated flooding doses of ^{14}C-labelled L-lysine (20–160 mg) in starch gel were administered into the crop. The animals were slaughtered between 40 and 210 min thereafter. The TCA soluble fraction of the gastrointestinal tract, of blood plasma, liver and muscle were analyzed for their lysine content and its specific radioactivity. Incorporation of radioactivity into the TCA insoluble fraction of the same organs was also followed. After quantification of lysine losses by catabolism and excretion a multicompartment model of lysine dynamics in the quail was set up. Model parameter values in general agree with independently obtained data. The necessity of model validation and extension as well as possibilities for model applications are pointed out.

Zusammenfassung

M. OTTO, MAJA ŠNEJDÁRKOVÁ und K. BOĎA

Quantifizierung der Lysindynamik bei der Japanischen Wachtel

Wachtelhähnchen erhielten vier abgestufte ^{14}C-markierte L-Lysin Gaben (20–160 mg) in Stärkegel per Sonde in den Kropf verabreicht. 40 bis 210 min später erfolgte eine Stufenschlachtung. Die TCE-lösliche Fraktion des Gastrointestinaltraktes, des Blutplasmas, der Leber und einer Muskelprobe wurden auf Lysingehalt und spezifische Radioaktivität analysiert. Ferner wurde die Markierung in der TCE-unlöslichen Fraktion der genannten Organe gemessen. Nach Quantifizierung von Lysinverlusten durch Exkretion und oxidativen Abbau wurde ein Multikompartmentmodell der Lysindynamik in der Wachtel erstellt, dessen Parameter i. allg. mit unabhängig bestimmten Werten übereinstimmen. Die Notwendigkeit einer Modellverifizierung und einer Ausdehnung des Gültigkeitsbereichs sowie Anwendungsmöglichkeiten werden aufgezeigt.

Резюме

М. ОТТО, МАЯ ШНЕЙДАРКОВА и К. БОДЯ

Количественное отношение обмена лизина у японского перепела

Петухи перепела получили 4 различные дачи ^{14}C-L-лизина (20–160 мг) вместе крахмальным гелем с помощью зонда прямо в зоб. После 40–120 минут птицы убились. Растворимые в ТХУК фракции желудочно-кишечного тракта, плазмы крови, печени и одной пробы мышц собрались и в них определились содержание лизина и специфическая радиоактивность. Кроме того определено мечение в фракциях, нерастворимых в ТХУК, этих органов. После определния количественных потерей лизима выделением и окисным разрушением вычислена мультикомпартментная модель динамика лизина у перепела, а параметры этой совпадаются в основном с другими даннами, определёнными независимо от модели. Необходимость изменения модели и расширение предела действительности объясняются и возможность применения показывается.

References

[1] BANOS, G., P. M. DANIEL, S. R. MOORHOUSE and O. E. PRATT: J. Physiol. **235**, 475 (1973)
[2] BARANOVSKÁ, M., M. ŠNEJDÁRKOVÁ, D. ILLEŠOVÁ and M. L. GAŽO: Hydinárstvo **18**, 99 (1980), in Slovak
[3] BERGNER, H. and O. SIMON: Arch. Tierernähr. **26**, 815 (1976)
[4] BOCK, H.-D.: Rolle und Umfang des Aminosäurenpools bei Schwein und Geflügel im Wachstum. Fortschrittsber. d. Akad. Landw.-Wiss. DDR, (1980)
[5] COBELLI, C., E. R. CARSON, L. FINKELSTEIN and M. S. LEANING: Am. J. Physiol. **246**, 259 (1984)
[6] HERZBERG, G. R., H. SHEERIN and J. LERNER: Comp. Biochem. Physiol. **40**, 229 (1971)
[7] JONES, J. D., SANDRA J. PETERSBURG and P. C. BURNETT: J. Nutr. **93**, 103 (1967)
[8] KRAWIELITZKI, K.: Arch. Tierernähr. **22**, 563 (1972)

[9] KRAWIELITZKI, K., M. KLEIN, L. HOFFMANN and R. SCHADEREIT: Arch. Tierernähr. **33**, 199 (1983)
[10] LERNER, J. and F. KRATZER: Comp. Biochem. Physiol. **53**, 123 (1976)
[11] MUNCK, B. G. and S. N. RASMUSSEN: J. Physiol. **291**, 291 (1979)
[12] OTTO, M., M. ŠNEJDÁRKOVÁ, A. OTTOVÁ, P. BRUNOVSKÝ, M. L. GAŽO and K. BOĎA: Nutr. Rep. Int. **28**, 761 (1983)
[13] PETER, V.: Restrictive and other nutritive systems for poultry, Veda, Bratislava (1978)
[14] SAMMONS, H. G.: Ann. Clin. Biochem. **19**, 1 (1982)
[15] SCORNIK, O. A.: J. Biol. Chem. **249**, 3876 (1974)
[16] SCOTT, R. L. and R. E. AUSTIC: J. Nutr. **108**, 137 (1978)
[17] SIMON, O., K. ADAM and H. BERGNER: Arch. Tierernähr. **28**, 609 (1978)
[18] SPRINSON, D. and D. RITTENBERG: J. Biol. Chem. **180**, 715 (1949)
[19] ŠNEJDÁRKOVÁ, M. and M. OTTO: Nutr. Rep. Int. **28**, 752 (1983)
[20] SVACHA, A., C. W. WEBER and B. L. REID: Poultry Sci. **49**, 54 (1970)
[21] TKÁČ, M.: Symposium on Avian physiology, Akad. Rolnicza Krakow (1980)
[22] WATERLOW, J. C., P. J. GARLICK and D. J. MILLWARD: Protein turnover in mammalian tissues and in the whole body, North Holland Publ. Comp. Amsterdam, New York, Oxford, p. 208 (1978)

Received 15 February 1986

Address of authors:

Dr. M. OTTO, Dr. MAJA ŠNEJDÁRKOVÁ and Prof. Dr. Dr. h. c. K. BOĎA
Institute of Animal Physiology
Slovak Academy of Sciences
90028 Ivanka pri Dunaji
ČSSR

Arch. Anim. Nutr., Berlin 37 (1987) 1, 28

Buchbesprechung

Grundlagen der Fischpatologie

Herausgegeben von RONALD J. ROBERTS, übersetzt und neubearbeitet von H. JÜRGEN SCHLOTFELDT – erschienen im Verlag Paul Parey Hamburg und Berlin 1985, 425 Seiten, 348 Abbildungen (davon 67 auf 9 Farbtafeln), 48 Tabellen, Balacron-Einband – Format 20×27 cm – Preis: 198,– DM

Neben dem Herausbeger, J. ROBERTS von der Universität Stirling Scotland, haben 11 weitere schottische Autoren und ein kanadischer Wissenschaftler den Buchtitel erarbeitet. Die englische Ausgabe entstand 1978.

Dr. H. J. SCHLOTFELDT ist Fachtierarzt für Fische (Leiter des Staatlichen Fisch-Seuchenbekämpfungsdienstes Niedersachsen und Fischgesundheitsdienst) und 6 weitere Autoren haben die deutschsprachige Ausgabe neubearbeitet.

Wie der Herausgeber H. J. SCHLOTFELDT im Vorwort schreibt, sollte keine reine Übersetzung angefertigt werden, sondern eine, den Verhältnissen der Bundesrepublik Deutschland im weitesten Sinne angepaßte aktualisierte und ergänzte Fassung zum Druck gelangen.

Das Werk unterteilt sich in folgende 14 Kapitel:

1. Der aquatische Lebensraum, 2. Die Anatomie und Physiologie der Knochenfische, 3. Pathophysiologie und systematische Pathologie der Knochenfische, 4. Immunologie der Knochenfische, 5. Fischpathogene Viren, 6. Bakterielle Erkrankungen der Knochenfische, 7. Mykosen bei Knochenfischen, 8. Parasiten der Knochenfische, 9. Tumoren der Fische, 10. Ernährungsbedingte Krankheiten der Knochenfische, 11. Verschiedene, nichtinfektiöse Krankheiten, 12. Therapeutische Maßnahmen zur Behandlung von Fischkrankheiten, 13. Fischhaltung und Management im Hinblick auf Krankheiten und 14. Labormethoden, Toxizitätsteste mit Fischen.

Der Inhalt des Werkes geht in den genannten Kapiteln über die Interessen des Fischspezialisten weit hinaus. So z. B. ist es von großem Allgemeininteresse, bei welchen pH-Werten (im allgemeinen zwischen 5,0 und 9,0) Fische leben können, z. B. gibt es Fischarten, die insbesondere in nährstoffarmen, tropischen Gewässern bei pH-Werten unter 4,0 überleben können und sich in solchen Gewässern sogar fortpflanzen.

Die Wirkungen des Ammoniaks, von Nitrit und Nitrat, von Schwefelwasserstoff sowie Mineralsalzen auf die Lebensmöglichkeit verschiedener Fischarten ist hochinteressant.

Im Anatomiekapitel wird nicht nur das Verdauungssystem der Fische beschrieben, sondern es gibt hier auch bereits ein Unterkapitel „Ernährung, Stoffwechsel und Wachstum". Einige Fischarten, wie z. B. die Forelle können nur kleine Mengen an Nahrungs-Kohlenhydraten verwerten. Bei Verfütterung von Zucker steigt der Blutzuckerspiegel stark an. Es wurde nachgewiesen, daß die Forelle eine diabetische Stoffwechsellage hat, da nur kleine Insulinmengen produziert werden können. Somit wird es verständlich, daß ein Forellenfutter protein- und fettreich sein muß. Auch die Beschreibung der Stoffwechselraten und ihre Messung sowie eine Reihe von Einflußfaktoren auf den Stoffwechsel gehen weit über den Titel des Buches hinaus.

Im Rahmen des endogenen Systems wird die Schilddrüse ebenfalls behandelt. Das Schilddrüsenhormon ist ein jodiertes Thyronin (jodiertes Thyroxin, wie geschrieben, ist nicht korrekt). Das Kaptiel „Ernährungsbedingte Krankheiten der Knochenfische" ist selbstverständlich ebenso einer gesunden Ernährung der Fische gewidmet. Es resultieren aus diesem Kapitel auch viele Hinweise für den Aquarienliebhaber. Das Kapitel insgesamt ist von großem Interesse für vergleichende Betrachtungen zur Ernährung der Säugetiere und Vögel. Auch die hohe Toxizität von Aflotoxinen im Fischfutter ist beachtenswert. Bereits 0,1 g je Tonne können nach 4–6 Monaten neoplastische Veränderungen in der Leber von Regenbogenforellen bewirken. Auch Gossypol aus Baumwollsamen ist für Fische toxisch.

Als wissenschaftliches Werk verfügt das Buch über ein umfangreiches Literaturverzeichnis (mit Angabe der Titel der Originalarbeiten und Zeitschriften) sowie über ein umfangreiches Sachverzeichnis. Druck und Ausstattung des Werkes sind von hervorragender Qualität.

H. BERGNER

Arch. Anim. Nutr., Berlin 37 (1987) 1, 29–46

Sektion Tierproduktion und Veterinärmedizin der
Humboldt-Universität zu Berlin, Bereich Tierernährung
(Leiter: Prof. Dr. sc. H. BERGNER)

H. BERGNER, NGUYEN THI NHAN und ANNETTE WILKE

Methodische Untersuchungen zur stoffwechselorientierten Lysinbedarfsbestimmung an Broilerküken

1. Mitteilung

Einfluß des Lysingehaltes der Diät auf die Lysin-Oxydationsrate bei kurzzeitigem Futterentzug vor der ^{14}C-Lysininjektion

1. Einleitung

In den vielen Versuchen zum Aminosäurenbedarf des Geflügels steht Lysin an erster Stelle des Interesses, da diese Aminosäure im Getreide erstlimitierend ist. Die genaue Kenntnis des Lysinbedarfes ist deshalb von besonderer Bedeutung.

In den meisten Fällen wird von den Versuchsanstellern als Kriterium zur Beurteilung der Bedarfsdeckung die Lebendmassezunahme über einen längeren Versuchszeitraum verwendet. In weit geringerem Maße wird der tatsächliche Proteinansatz über eine N-Bilanz ermittelt. Gegenüber den genannten klassischen Methoden, die nicht den Bedarf einer Aminosäure im Stoffwechsel selbst reflektieren können, bietet die stoffwechselorientierte Aminosäurenbedarfsbestimmung die Möglichkeit, den Bedarf essentieller Aminosäuren innerhalb kurzer Zeiträume und unter verschiedenen Stoffwechselbedingungen (Wachstum, Erhaltung) zu ermitteln.

Diese Methodik geht von der theoretischen Überlegung aus, daß bei einer Aminosäurenzufuhr oberhalb des Bedarfes eine verstärkte Katabolisierung der entsprechenden Aminosäure der Konzentrationserhöhung im Aminosäurenpool entgegenwirkt (BERGNER u. SIMON, 1976, SIMON u. a., 1977). Sehr genaue Ergebnisse wurden bereits durch eine stoffwechselorientierte Lysinbedarfsbestimmung an Ratten sowohl während des Wachstums als auch im Erhaltungszustand gewonnen (SIMON u. a., 1977; BERGNER u. a., 1978; SIMON u. a., 1978).

Zur Bearbeitung der Frage, ob die Abbaurate von ^{14}C-markiertem Lysin zu $^{14}CO_2$ auch beim Broilerküken durch den Lysingehalt der Diät und durch den Abstand der letzten Fütterungszeit beeinflußbar ist und ob diese Rate einen genauen Maßstab der Bedarfsdeckung darstellen kann, wurden Versuche zur Erfassung der $^{14}CO_2$-Ausscheidung zu definierten Zeitpunkten nach Fütterungsbeginn bzw. nach Futterentzug durchgeführt.

2. Material und Methodik

2.1. Untersuchung des $^{14}CO_2$-Ausscheidungsverlaufs nach Injektion von ^{14}C-Lysin an Broilerküken im Versuch 1

Bei diesem Versuch handelte es sich um einen Vorversuch zur Bestimmung der notwendigen CO_2-Absorptionszeit nach ^{14}C-Lysin-Injektion. Dazu wurden vier unsortierte Broilerküken bis zum Alter von 3 Wochen mit vollwertigem Vorfutter ernährt.

Weitere drei Tiere erhielten 6 Tage vor der Markierung eine mit Vitaminen und Mineralstoffen ergänzte Mischung aus Weizen und Weizengluten ohne Lysinsupplementierung (beide Diäten ca. 250 g RP/kg TS). Die Tiere wurden am Tag der Markierung 3 h vor der Injektion gefüttert. Die Injektionslösung enthielt 301 kBq ^{14}C-U-L-Lysin je ml in physiologischer Kochsalzlösung (UVVVR Prag, 8800 MBq/mmol, radiochemische Reinheit 86,3 %), wovon 2 ml/0,5 kg^{0,75} (entspricht 3,36 ml/kg^{0,75}) in die Flügelvene verabreicht wurden. Der Ausscheidungsverlauf wurde über 7 Stunden nach Injektion verfolgt, wobei die Absorptionsgefäße in den ersten beiden Stunden alle 30 min und danach stündlich gewechselt wurden.

2.2. Messung der Oxydationsrate von ^{14}C-markiertem Lysin bei 1,5 und 5,5stündigem Futterentzug vor der ^{14}C-Lysininjektion im Versuch 2

2.2.1. Tiere und Fütterung

128 männliche Broilerküken der Linie Tetra 726 wurden zu je 15–16 Tieren in Gruppenkäfige mit Drahtgitterböden eingestallt. Die Raumtemperatur des Versuchsstalls betrug nach Einstallung 28 °C und wurde während der 3wöchigen Haltungsdauer auf 23 °C gesenkt. Die Fütterung erfolgte ad libitum um 8 und 16 Uhr, wobei im Verlauf des Tages auch Futter nachgefüllt wurde. Wasser stand ständig ad libitum zur Verfügung. Das Trockenfutter wurde vor Verfütterung mit Wasser aufgeschlämmt (Trokkenfutter: Wasser ca. 1 : 2), um insbesondere bei der Versuchsfütterung selektives Fressen der Tiere zu verhindern und damit die homogene Aufnahme der eingemischten Aminosäure zusammen mit den anderen Komponenten zu garantieren.

An den ersten 6 Lebenstagen erhielten die Küken eine vollwertige Diät (Tab. 1).

Tabelle 1 (Table 1)
Zusammensetzung des Vorfutters
(Composition of the diet in the prefeeding period)

Komponente (Component)	g/kg TS (g/kg DM)
Weizen (Wheat)	730
Kasein (Casein)	90
Fischmehl (Fish meal)	80
Vitaminmischung (Vitamin mixture)	20
Mineralstoffmischung (Mineral mixture)	8
Rohprotein (Crude protein)	240

Tabelle 2 (Table 2)
Zusammensetzung der Grunddiät (ca. 660 EFh/kg TS)
(Composition of the basic diet, ca. 660 EF_{hen}/kg DM)

Komponente (Component)	g/kg TS (g/kg DM)
Weizen (Wheat)	744
Weizengluten (Wheat gluten)	156
Vitaminmischung (Vitamin mixture)	20
Mineralstoffmischung (Mineral mixture)	80
Rohprotein (Crude protein)	269

Am 7. Lebenstag wurden die Tiere in 8 Gruppen aufgeteilt und mit 8 Diäten gestaffelten Lysingehalts gefüttert. Die Zusammensetzung der Grunddiät, der Vitamin- und Mineralstoffmischung sowie der Aminosäurengehalt der Grunddiät sind in Tab. 2, 3, 4 und 5 dargestellt.

Tabelle 3 (Table 3)

Zusammensetzung der Vitaminmischung (20 g/kg Futter TS) (modifiziert nach HENNIG u. a., 1982 sowie BLAIR u. a., 1983)

(Composition of the vitamin mixture [20 g/kg DM], modified after HENNIG et al., 1982 and BLAIR et al., 1983)

Vitamin	Menge (Amount)		Vitamin	Menge (Amount)	
A	10000	IE (IU)	Ca-Pantothenat (Ca-Pantothenate)	20	mg
D_3	1000	IE (IU)			
E	30	mg	Nikotinsäureamid (Niacine)	60	mg
K_3	2	mg			
C	25	mg	Cholinchlorid (Choline chloride)	2000	mg
B_1	2,5	mg			
B_2	15	mg	Folsäure (Folic acid)	4	mg
B_6	5	mg			
B_{12}	0,03	mg	Biotin (Biotine)	0,3	mg
			ad 20 g Quellstärke (Ad 20 g starch)		

Tabelle 4 (Table 4)

Zusammensetzung der Mineralstoffmischung (80 g/kg Futter TS) (nach HENNIG u. a., 1982)

(Composition of the mineral mixture [80 g/kg DM], according to HENNIG et al., 1982)

750	g	Mineralstoffmischung für Geflügel (54 g P/kg) (Mineral mixture for poultry, 54 g P/kg)
250	g	K_2HPO_4
5	g	$MgSO_4 \cdot 7H_2O$
0,04	g	KJ

Der Grunddiät wurde in Stufen von 3,17 g L-Lysin-HCl (Reinheit 98 %, entspricht 2,5 g L-Lysin) bis zu einem Gehalt von 23,3 g Lysin/kg TS zugefügt (Tab. 6). Die Aminosäurengehaltswerte der Diäten wurden nach Hydrolyse der Diäten mit 6 N HCl durch Analyse am Aminosäuren-Analysator AAA 881 (Mikrotechna, ČSSR) ermittelt.

Zweimal wöchentlich wurden die Tiere zur gleichen Zeit zwischen der Morgen- und Abendfütterung gewogen.

2.2.2. Markierung mit ^{14}C-Lysin

Am Tag der Markierung mit ^{14}C-Lysin (20. bis 23. Lebenstag) hatten die Tiere morgens 30 min Zugang zum Futter, das danach entfernt wurde. Jeweils 4 Tiere erhielten 1,5 bzw. 5,5 h nach Futterentzug eine i. v.-Injektion von ^{14}C-Lysin in die Flügelvene.

Tabelle 5 (Table 5)
Aminosäurenzusammensetzung* der Grunddiät (Diät 1)
(Amino acid composition* in the basic diet, correspondent to diet 1)

Aminosäure (Amino acid)	g/16 gN	g/kg TS (g/kg DM)	Aminosäure (Amino acid)	g/16 gN	g/kg TS (g/kg DM)
Lys	2,16	5,8	Ala	2,98	8,0
His	2,14	5,8	Val	4,19	11,3
Arg	4,43	11,9	Ile	3,38	9,1
Asp	4,72	12,7	Leu	7,68	20,7
Thr	2,96	8,0	Tyr	2,52	6,8
Ser	5,36	14,4	Phe	4,16	11,2
Glu	37,88	101,9	Cys	2,11	5,7
Pro	12,06	32,4	Met	1,91	5,1
Gly	3,97	10,7			

* Tryptophan nicht bestimmt (Tryptophane not estimated)

Tabelle 6 (Table 6)
Lysingehalt der Versuchsdiäten
(Lysine content in the experimental diets)

Diät (Diet)	Lysin (Lysine) g/16 gN	g/kg TS (g/kg DM)
1	2,16	5,8
2	3,09	8,3
3	4,01	10,8
4	4,94	13,3
5	5,87	15,8
6	6,80	18,3
7	7,73	20,8
8	8,66	23,3

Die Injektionslösung enthielt in physiologischer NaCl 301 kBq/ml (L-Lysin-^{14}C-(U), 8800 MBq/mmol, UVVVR Prag). Jedem Tier wurden davon 2 ml/0,5^{0,75} kg (entspricht 3,36 ml/kg^{0,75}) verabreicht. Die Aminosäure wurde vor dem Einsatz mittels Dünnschichtchromatographie und Ermittlung der Radioaktivitätsverteilung mit dem Dünnschichtscanner (LB 2772; Fa. Prof. Dr. Berthold) auf radiochemische Reinheit geprüft. Dabei befanden sich 86,3 % der Radioaktivität im Lysinpeak.

2.2.3. CO_2- sowie $^{14}CO_2$-Messung

Zur CO_2-Absorption befanden sich die Tiere in einem luftdicht verschlossenen Exsikkator, durch den mit einer Membranpumpe Luft gesaugt wurde. Dem Exsikkator waren ein Röhrchen mit Natronkalk sowie eine Waschflasche mit 33 %iger NaOH vorgeschaltet, auf der Ausgangsseite befanden sich eine leere Sicherungswaschflasche sowie eine Waschflasche mit CO_2-Absorptionslösung (Äthanolamin-Methanol, 1: 4,2). Es wurden jeweils 40 ml Absorptionslösung vorgelegt. Nach Injektion der radioaktiven Aminosäure kamen die Küken sofort in den Exsikkator. Die CO_2-Absorption erfolgte über 4 h, dabei wurden die Absorptionsgefäße stündlich gewechselt und der Inhalt mit Methanol auf 50 ml aufgefüllt.

Die CO_2-Bestimmung erfolgte nach Ausfällen von $BaCO_3$ durch Zusatz von $BaCl_2$ und Titrieren des unverbrauchten Äthanolamins mit 0,1 N HCl.

Die Radioaktivitätsbestimmung des $^{14}CO_2$ in der Absorptionslösung wurde mit Hilfe des Flüssigkeitsszintillationsspektrometers Tricarb 3380 (Fa. Packard, USA) vorgenommen. Dabei wurden 3 ml Absorptionslösung mit 10 ml Szintillatorflüssigkeit (0,6 g POPOP; 5,5 PPO und 75 g Naphthalin in 500 ml Toluol gelöst, Methylglykol ad 1000 ml) versetzt. Die Radioaktivität wird in Zerfällen je Minute angegeben (DPM).

2.2.4. Biostatistische Auswertung

In den Ergebnistabellen wird zu den Mittelwerten der mittlere Fehler des Mittelwertes ($m\bar{x}$) angegeben. Signifikante Unterschiede zwischen den Gruppen wurden mittels t-Test errechnet. Die signifikanten Unterschiede zwischen den Gruppen sind in den Tabellen mit Buchstabenindizes gekennzeichnet. Ungleiche Buchstaben bedeuten statistische gesicherte Unterschiede ($P < 0{,}05$), gleiche Buchstaben nichtsignifikante Unterschiede.

Ein Zahlenindex zu den Buchstaben bezeichnet die Gruppennummer, zu der trotz verschiedener Buchstabenindizes keine Signifikanz besteht.

Der Ausschluß einzelner, innerhalb der Meßreihen stark abweichender Einzelmeßwerte von der Mittelwertberechnung erfolgte mit Hilfe der von Rasch u. a. (1978) angegebenen biostatistischen Methodik.

3. Ergebnisse und Diskussion

3.1. Verlauf der $^{14}CO_2$-Ausscheidung nach ^{14}C-Lysininjektion im Versuch 1

Die in Tab. 7 und Abb. 1 ausgewiesenen Ergebnisse zeigen, daß von der gesamten Radioaktivitätsmenge, die in 7 Stunden über die Atemluft ausgeschieden wurde (11 bzw. 8 % der Dosis), nach 2 Stunden bereits 46 bzw. 56 % nach 4 Stunden 74 bzw. 79 % exkretiert wurden.

Insbesondere aus Abb. 1 wird ersichtlich, daß nach Gabe vollwertigen Futters auch nach 7 Stunden der Ausscheidungsverlauf nahezu linear ist, wobei nach lysinarmer Fütterung der Kurvenverlauf in diesem Zeitraum wesentlich flacher wird. Die hohen mittleren Fehler der Mittelwerte (Tab. 7) sind neben individuellen Unterschieden zwischen den Tieren auch auf methodisch bedingte Unterschiede bei der i. v.-Injektion zurückzuführen.

Da 4 Stunden nach der Injektion 74 bzw. 79 % der in 7 h ausgeschiedenen Menge wiedergefunden wurde und die Unterschiede in der Ausscheidungsgeschwindigkeit 3 h nach Injektion deutlich wurden, wurde für die folgende Versuche ein Absorptionszeitraum von 4 h festgelegt, um mögliche Veränderungen in der Ausscheidungshöhe erfassen zu können.

Tabelle 7 (Table 7)

Verlauf der $^{14}CO_2$-Ausscheidung nach i.v.-Injektion von ^{14}C-Lysin (in % der Dosis)
(Time course of the $^{14}CO_2$-excretion after i.v.-injection of ^{14}C-lysine, in % of the dose)

Zeit nach Markierung (Time after labelling) (h)	Fütterung (Feeding) Vollwertige Ration (Complete ration)		Lysinarme Ration (Ration pure in lysine)	
	$^{14}CO_2$-Ausscheidung (in % der Dosis) kumulativ, $n=4$) ($^{14}CO_2$-excretion, in % of the dose, cumulative, $n=4$)	Prozent der in 7 h ausgeschiedenen Menge (Percentage of the excreted amount within 7 hours)	$^{14}CO_2$-Ausscheidung (in % der Dosis, kumulativ, $n=3$) ($^{14}CO_2$-exretion, in % of the dose, cumulative, $n=3$)	Prozent der in 7 h ausgeschiedenen Menge (Percentage of the excreted amount within 7 hours)
0,5	1,3 ± 0,52	11,8	1,7 ± 1,14	20,7
1,0	2,8 ± 0,92	24,5	3,0 ± 1,70	35,4
1,5	4,0 ± 1,17	35,4	4,0 ± 2,02	47,8
2,0	5,1 ± 1,22	45,7	4,7 ± 2,24	56,5
3,0	6,8 ± 1,22	60,8	5,8 ± 2,51	70,0
4,0	8,3 ± 1,38	74,2	6,6 ± 2,61	79,1
5,0	9,5 ± 1,47	84,6	7,3 ± 2,76	87,4
6,0	10,5 ± 1,59	93,3	7,8 ± 2,85	93,9
7,0	11,2 ± 1,65	100,0	8,4 ± 2,91	100,0

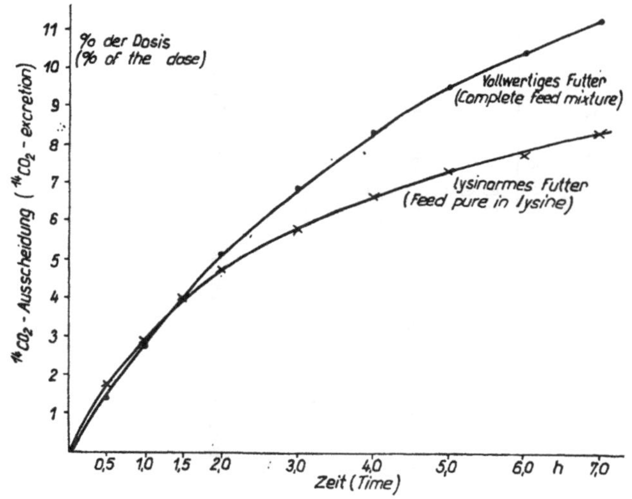

Abb. 1 (Fig. 1). Verlauf der $^{14}CO_2$-Ausscheidung (%) der Dosis) nach Injektion von ^{14}C-Lysin und vorhergehender Fütterung von unterschiedlichen Diäten (Time course of ^{14}C-excretion in % of the dose after injection of ^{14}C-lysine and previous feeding with different diets).

3.2. Lebendmasseentwicklung während der Versuchsfütterung im Versuch 2

Nach der Vorfütterungsperiode (am 7. Lebenstag) hatten die Küken eine ausgeglichene Lebendmasse. Die Entwicklung der Körpermasse während der Versuchsfütterung ist in Tab. 8 und Abb. 2 dargestellt.

Dabei ist zu beobachten, daß signifikante Lebendmasseunterschiede zwischen den mit Lysin unterversorgten Gruppen (1–3) und den ausreichend bzw. überversorgten Gruppen bereits 3 Tage nach Beginn der Versuchsfütterung auftraten. Nach 8 Tagen hatten nicht nur die Tiere der Gruppen 1 bis 3, die die Diät mit niedrigem Lysingehalt erhielten, sondern auch die Tiere der Gruppe 8 (höchster Lysingehalt) eine signifikant geringere Lebendmasse als die Tiere anderer Gruppen. Diese Differenzen verstärkten sich bis zum Ende der Versuchsfütterung, so daß am letzten Fütterungstag die höchsten Lebendmassezunahmen von 21,5 und 20,9 g bei Gruppe 4 und 5 (13,3 und 15,8 g Lysin/kg TS) erreicht wurden.

Vergleicht man die erzielten maximalen Zunahmen von 21,5 g/d im Gruppenmittel mit Angaben von PINGEL und JEROCH (1980), die für männliche Broilerküken vom Schlupf bis zum Ende der 2. Lebenswoche eine Zunahme von 15,7 g/d und von der 2. bis zur 4. Lebenswoche 30 g/d angeben (was vom Schlupf bis zur 4. Lebenswoche 23 g/d entspricht), kann man feststellen, daß die hier ermittelten Werte im Normbereich liegen.

Die Tiere der Gruppen 1 bis 3 bzw. 6 bis 8 wiesen demgegenüber ein signifikant vermindertes Wachstum auf. Zusätzlich zu Wachstumsdepressionen (nur ca. 80 % der maximalen Zunahmen) wurde bei den Tieren der Gruppen 6 bis 8 (18,3 bis 23,3 g Lysin/kg TS) eine reduzierte Futteraufnahme und krankhafte Veränderungen der Gliedmaßen beobachtet, wobei letzteres so akut war, daß die Tiere nicht mehr aufstehen konnten.

Der Wachstumsverlauf zeigte, daß die Diät der Gruppe 4 mit einem Lysingehalt von 13,3 g/kg TS bei der gewählten Lysinabstufung das beste Wachstum ergab.

Tabelle 8 (Table 8)

Mittlere Lebendmasse und tägliche Lebendmassezunahme während 14tägiger Fütterung mit Diäten unterschiedlichen Lysingehalts

(Mean live weight and daily weight gain during a 14-day feeding of diets different in lysine content)

Gruppe (Group)	Lysingehalt der Diät (g/kg TS) (Lysine content in the diet, g/kg DM)	Lebendmasse (g) am (Live weight, g, at the) 7. Tag (7th day)	10. Tag (10th day)	15. Tag (15th day)	18. Tag (18th day)	21. Tag (21st day)	Mittlere tägliche Lebendmassezunahme (g) (Mean daily weight gain, g)
1	5,8	$106 \pm 2,3$	$124 \pm 2,7^{a}$	$151 \pm 4,0^{a}$	$171 \pm 4,4^{a}$	$182 \pm 5,3^{a}$	$5,5 \pm 0,41^{a}$
2	8,3	$103 \pm 1,8$	$138 \pm 2,7^{b}$	$203 \pm 6,3^{b}$	$258 \pm 9,4^{b}$	$279 \pm 10,3^{b}$	$12,6 \pm 0,75^{b}$
3	10,8	$103 \pm 2,3$	$142 \pm 3,4^{b5,6}$	$255 \pm 6,6^{b5,8}$	$339 \pm 8,4^{c}$	$362 \pm 9,4^{c}$	$18,5 \pm 0,69^{c}$
4	13,3	$105 \pm 2,2$	$156 \pm 3,6^{c}$	$277 \pm 6,8^{d5,7}$	$374 \pm 9,6^{d5-7}$	$406 \pm 9,3^{d7}$	$21,5 \pm 0,67^{d7}$
5	15,8	$104 \pm 2,8$	$152 \pm 3,8^{c3}$	$254 \pm 5,6^{c3,4,6}$	$360 \pm 8,3^{c4}$	$396 \pm 8,1^{d7}$	$20,9 \pm 0,61^{d7}$
6	18,3	$103 \pm 2,2$	$148 \pm 2,9^{c3}$	$262 \pm 5,2^{d3,5,7}$	$356 \pm 6,5^{c4}$	$361 \pm 6,8^{c}$	$18,5 \pm 0,51^{c}$
7	20,8	$103 \pm 2,2$	$153 \pm 3,2^{c}$	$261 \pm 7,4^{c3,4,6}$	$359 \pm 12,7^{c4}$	$369 \pm 17,0^{c4,5}$	$19,0 \pm 1,22^{c4,5}$
8	23,3	$104 \pm 1,7$	$152 \pm 2,8^{c}$	$243 \pm 5,9^{c3}$	$337 \pm 9,0^{c}$	$342 \pm 12,2^{c}$	$17,0 \pm 0,88^{c}$

Unterschiedliche Buchstabenindizes bezeichnen signifikante Unterschiede zwischen den entsprechenden Gruppen ($P<0,05$). Zusätzliche Zahlenindizes geben an, daß zur Nummer der Vergleichsgruppe trotz unterschiedlicher Buchstabenindizes kein signifikanter Unterschied besteht.

(Different index letters denote significant differences between the respective groups ($P<0.05$). Additional index numbers indicate that there is no significant difference to the compared group despite of different index letters.)

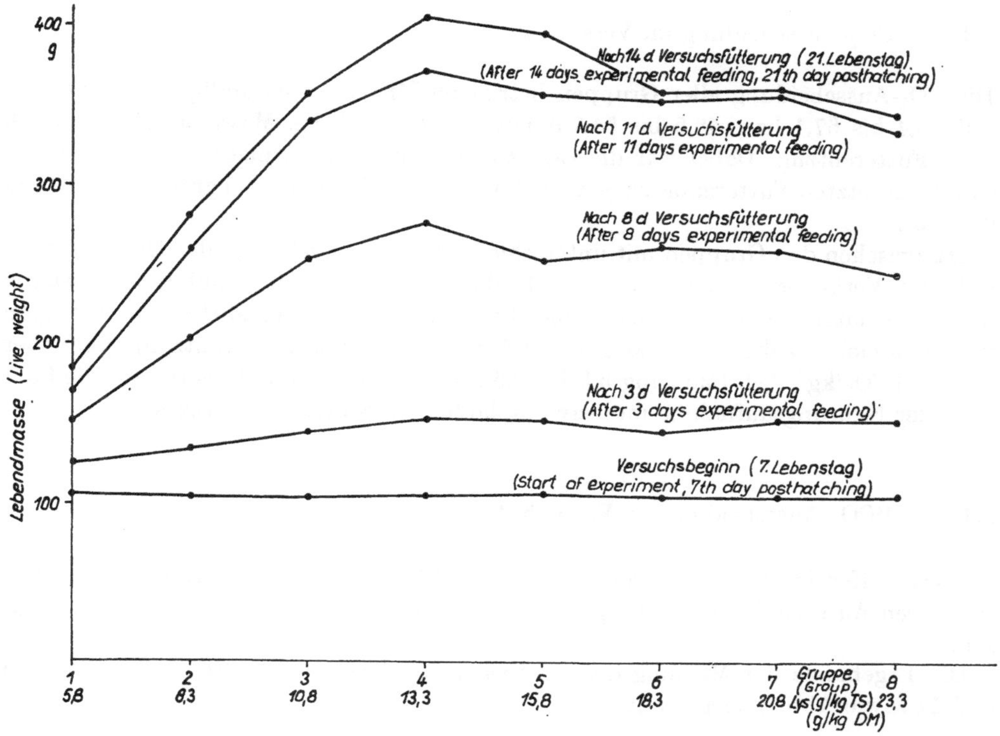

Abb. 2 (Fig. 2). Lebendmassezunahme der Broilerküken während 14tägiger Fütterung von Diäten mit unterschiedlichem Lysingehalt (Weight gain of broiler chickens during feeding of diets different in lysine content for a period of 14 days).

Tabelle 9 (Table 9)

Mittlere stündliche CO_2-Ausscheidung (mmol $CO_2/kg^{0,75}$) 1,5 bis 5,5 sowie 5,5 bis 9,5 Stunden nach Futterentzug bei vorhergehender Fütterung von Diäten mit gestaffeltem Lysingehalt

(Mean hourly CO_2-excretion [mmol $CO_2/kg^{0.75}$] 1.5 to 5.5 as well as 5.5 to 9.5 hours after feed withdrawal following feeding of diets different in lysine content)

Gruppe (Group)	Lysin (g/kg TS) (g/kg DM)	Mittlere CO_2-Ausscheidung (mmol $CO_2/^{0,75} \cdot h$) (Mean CO_2-excretion, mmol $CO_2/kg^{0.75} \cdot h$) Zeit nach Futterentzug (h) (Time after feed withdrawal, h) 1,5–5,5	5,5–9,5
1	5,8	56,4	46,5
2	8,3	64,4	48,2
3	10,8	60,7	52,8
4	13,3	60,5	47,6
5	15,8	57,7	51,0
6	18,3	67,1	54,7
7	20,8	60,5	53,7
8	23,3	59,4	48,6
$\bar{x} \pm m\bar{x}$			
Gruppen 1–8 (Groups 1 to 8)		$60,8 \pm 1,22$	$50,4 \pm 1,09$

3.3. CO_2-Ausscheidung im Versuch 2

Die CO_2-Ausscheidung aller Gruppen betrug im Mittel der 4stündigen Absorptionszeit 56,4 bis 67,1 bzw. 46,5 bis 54,7 mmol $CO_2/kg^{0,75} \cdot h$ bei Messung 1,5 bzw. 5,5 h nach Futterentzug. Dabei war die CO_2-Ausscheidung bei geringerem zeitlichen Abstand zur letzten Futtergabe zu jedem Meßzeitpunkt höher als bei größerem Abstand (Tab. 9).

Da zwischen den Gruppen mit unterschiedlichem Lysingehalt in der Diät keine gerichteten Veränderungen der CO_2-Ausscheidung bestanden, wurde auf die Darstellung der Einzeldaten verzichtet. Die höhere CO_2-Ausscheidung im Mittel aller Gruppen von 61 mmol $CO_2/kg^{0,75} \cdot h$ (Messung 1,5 bis 5,5 h nach Futterentzug) gegenüber 50 mmol $CO_2/kg^{0,75} \cdot h$ (Messung 5,5 bis 9,5 h nach Futterentzug) deutet auf die kurz nach der Nahrungsaufnahme intensiver ablaufenden Stoffwechselprozesse hin.

3.4. $^{14}CO_2$-Ausscheidung im Versuch 2

Als Kennziffer der Abbaurate von Lysin im Tierkörper wurden nach Gabe von ^{14}C-Lysin dessen Ausscheidung als $^{14}CO_2$ und die spezifische Radioaktivität des CO_2 gemessen.

Die Ergebnisse der Messung des ^{14}C-Lysinkatabolismus zu $^{14}CO_2$ sind in Tab. 10 und 11 sowie Abb. 3 dargestellt.

Tabelle 10 (Table 10)

$^{14}CO_2$-Ausscheidung (in % der Dosis) nach i. v.-Injektion von ^{14}C-Lysin, 1,5 h nach Futterentzug und vorhergehender Fütterung mit Diäten unterschiedlichen Lysingehalts über 14 Tage

($^{14}CO_2$-excretion in % of the dose after i. v.-injection of ^{14}C-lysine, 1.5 hrs after feed withdrawal and previous feeding of diets different in lysine content for 14 days)

Gruppe (Group)	Lysin (g/kg TS) (g/kg DM)	$^{14}CO_2$-Ausscheidung (% der Dosis) Stunden nach Markierung ($^{14}CO_2$-excretion, % of the dose, hours after labelling)			
		0–1	0–2	0–3	0–4
		Stunden nach Futterentzug (Hours after feed withdrawal)			
		1,5–2,5	1,5–3,5	1,5–4,5	1,5–5,5
1	5,8	$1,1 \pm 0,17^{a}$	$2,2 \pm 0,25^{a}$	$3,0 \pm 0,29^{a}$	$3,6 \pm 0,32^{a}$
2	8,3	$1,3 \pm 0,24^{a}$	$2,3 \pm 0,41^{a}$	$3,0 \pm 0,63^{a}$	$3,6 \pm 0,68^{a}$
3	10,8	$2,5 \pm 1,00$	$3,6 \pm 1,39^{a4}$	$4,4 \pm 1,51^{a4,6}$	$5,1 \pm 1,61^{a4}$
4	13,3	$3,0 \pm 0,67^{b}$	$4,8 \pm 0,87^{b3,6}$	$5,7 \pm 0,92^{b3,6}$	$6,6 \pm 0,93^{b3,5}$
5	15,8	$5,5 \pm 1,26^{b}$	$8,5 \pm 1,67^{c}$	$10,6 \pm 1,44^{c}$	$11,8 \pm 1,40^{c}$
6	18,3	$5,3 \pm 1,82$	$8,3 \pm 2,40^{c4}$	$10,4 \pm 2,44^{c3,4}$	$11,8 \pm 2,45^{c4}$
7	20,8	$5,3 \pm 1,03^{b}$	$8,6 \pm 1,12^{c}$	$11,2 \pm 1,19^{c}$	$12,6 \pm 0,99^{c}$
8	23,3	$5,4 \pm 1,14^{b}$	$9,6 \pm 1,79^{c}$	$12,3 \pm 1,94^{c}$	$14,1 \pm 2,04^{c}$

Unterschiedliche Buchstabenindizes bezeichnen signifikante Unterschiede zwischen den entsprechenden Gruppen ($P<0,05$), Zusätzliche Zahlenindizes geben an, daß zur Nummer der Vergleichsgruppe trotz unterschiedlicher Buchstabenindizes kein signifikanter Unterschied besteht.

(Different index letters denote significant differences between the respective groups ($P<0.05$). Additional index numbers indicate that there is no significant difference to the compared group despite of different index letters)

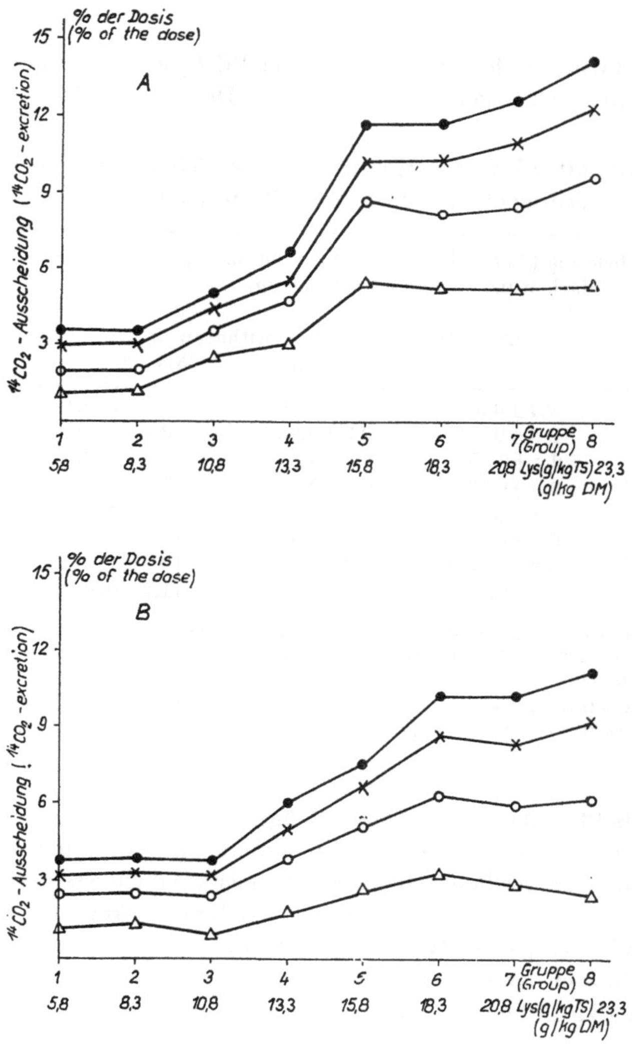

Abb. 3 (Fig. 3). $^{14}CO_2$-Ausscheidung nach i. v.-Injektion von ^{14}C-Lysin und vorhergehender Fütterung von Diäten mit unterschiedlichem Lysingehalt (% der Dosis)
3 A: Injektion 1,5 h nach Futterentzug
3 B: Injektion 5,5 h nach Futterentzug
(△0 bis 1 h; ○ 0 bis 2 h; × 0 bis 3 h und ● 0 bis 4 h nach Markierung) [($^{14}CO_2$-excretion after i. v.-injection of ^{14}C-lysine and previous feeding of diets different in lysine content in % of the dose)
3 A: Injection 1.5 hours after feed withdrawal
3 B: Injection 5.5 hours after feed withdrawal
(△0 to 1 hr; ○0 to 2 hrs; ×0 to 3 hrs and ● 0 to 4 hrs after labelling)].

Bei Injektion 1,5 h nach Futterentzug betrug die $^{14}CO_2$-Ausscheidung in Abhängigkeit vom Lysingehalt der Diät nach 2stündiger Messung 2,2 bis 9,6 % der eingegebenen Dosis und nach 4stündiger Messung 3,6 bis 14,1 % (Tab. 10).

Im Fall der Markierung 5,5 h nach Futterentzug betrug dieser Wert in 2 h 2,4 bis 6,3 % und nach 4 h 3,8 bis 11,2 % (Tab. 11).

Damit entspricht die $^{14}CO_2$-Ausscheidung aus ^{14}C-Lysin bei Broilerküken in ihrer Größenordnung den Messungen anderer Autoren, die ebenfalls radioaktive essentielle Aminosäuren an Ratten oder Küken verabreichten. So ermittelten Simon u. a. (1977) an wachsenden Ratten im Erhaltungszustand in Abhängigkeit vom Lysingehalt der Diät 2 h nach Injektion von ^{14}C-Lysin eine $^{14}CO_2$-Ausscheidung in Höhe von 0,52 bis 7,34 % der Dosis, Simon u. a. (1978) an wachsenden Ratten 0,85 bis 8,95 % und an Ratten im Erhaltungszustand 1,58 bis 8,85 % der Dosis. Wang u. a. (1973) ermittelten an Küken mit hohem und niedrigem Argininbedarf innerhalb von 4 h einen Abbau

Tabelle 11 (Table 11)

$^{14}CO_2$-Ausscheidung (in % der Dosis) nach i. v.-Injektion von ^{14}C-Lysin 5,5 h nach Futterentzug und vorhergehender 14tägiger Fütterung mit Diäten gestaffelten Lysingehalts

($^{14}CO_2$ excretion in % of the dose after i. v.-injection of ^{14}C-lysine 5,5 hrs after feed withdrawal and a previous 14-day feeding of diets different in lysine content)

Gruppe (Goup)	Lysin (g/kg TS) (g/kg DM)	$^{14}CO_2$-Ausscheidung (% der Dosis) ($^{14}CO_2$-excretion, % of the dose)			
		Stunden nach Markierung (Hours after labelling)			
		0–1	0–2	0–3	0–4
		Stunden nach Futterentzug (Hours after feed withdrawal)			
		5,5–6,5	5,5–7,5	5,5–8,5	5,5–9,5
1	5,8	$1{,}2 \pm 0{,}15^{a4}$	$2{,}4 \pm 0{,}37^{a}$	$3{,}2 \pm 0{,}49^{a}$	$3{,}8 \pm 0{,}56^{a4}$
2	8,3	$1{,}4 \pm 0{,}42^{a4,5,7}$	$2{,}5 \pm 0{,}67^{a5}$	$3{,}3 \pm 0{,}86^{a}$	$3{,}9 \pm 0{,}99^{a4,5}$
3	10,8	$0{,}9 \pm 0{,}19^{a}$	$2{,}4 \pm 0{,}19^{a}$	$3{,}2 \pm 0{,}25^{a}$	$3{,}8 \pm 0{,}33^{a}$
4	13,3	$1{,}8 \pm 0{,}30^{b1,2}$	$3{,}9 \pm 0{,}73^{a5,7}$	$5{,}1 \pm 0{,}80^{a5}$	$6{,}0 \pm 0{,}87^{b1,2}$
5	15,8	$2{,}7 \pm 0{,}47^{b2,6}$	$5{,}1 \pm 0{,}73^{b2,4}$	$6{,}7 \pm 1{,}60^{b4}$	$7{,}5 \pm 1{,}29^{b2,6,7}$
6	18,3	$3{,}4 \pm 0{,}50^{c5,7,8}$	$6{,}3 \pm 0{,}65^{b}$	$8{,}7 \pm 0{,}87^{b8}$	$10{,}2 \pm 1{,}07^{c5}$
7	20,8	$2{,}9 \pm 0{,}56^{b2,6}$	$5{,}9 \pm 0{,}73^{b4}$	$8{,}3 \pm 0{,}93^{b8}$	$10{,}2 \pm 1{,}00^{c5}$
8	23,3	$2{,}5 \pm 0{,}11^{b6}$	$6{,}2 \pm 0{,}12^{b}$	$9{,}2 \pm 0{,}29^{c6,7}$	$11{,}2 \pm 0{,}80^{c}$

Unterschiedliche Buchstabenindizes bezeichnen signifikante Unterschiede zwischen den entsprechenden Gruppen ($P<0{,}05$). Zusätzliche Zahlenindizes geben an, daß zur Nummer der Vergleichsgruppe trotz unterschiedlicher Buchstabenindizes kein signifikanter Unterschied besteht.

(Different index letters denote significant differences between the respective groups ($P<0.05$). Additional index numbers indicate that there is no significant difference to the compared group despite of different index letters)

von ^{14}C-Lysin zu $^{14}CO_2$ von 2 bis 13 % der eingegebenen Menge. Somit liegen die hier dargestellten Meßdaten im Bereich ähnlicher Messungen anderer Autoren, unterscheiden sich jedoch grundsätzlich von der hohen Katabolisierungsrate nichtessentieller Aminosäuren, wo z. B. an Ratten subkutan verabreichte ^{14}C-Glutaminsäure in 4 h bereits zu 48 bis 53 % zu $^{14}CO_2$ abgebaut wird (WILKE u. a., 1983).

Die $^{14}CO_2$-Ausscheidung (in Prozent der Dosis) war bei Verabreichung der Diät mit dem höchsten Lysingehalt (23,3 g/kg TS) gegenüber der mit dem niedrigsten (5,8 g/kg TS) auf das 3- bis 4fache erhöht.

Bereits nach einer 2stündigen Meßperiode nach der Markierung war die unterschiedliche Abbaurate von ^{14}C-Lysin durch die verschiedenen Fütterungsgruppen deutlich und diese Unterschiede veränderten sich bei längerer Meßdauer nur noch in der prozentualen Höhe, nicht im Verhältnis zueinander. Ein signifikanter Anstieg der relativen $^{14}CO_2$-Ausscheidung trat ab einem Diätgehalt an Lysin von 13,3 g/kg TS auf. Der stärkste Anstieg der Katabolisierungsrate des ^{14}C-Lysin lag nach 1,5 h Futterentzug zwischen den Meßpunkten 13,3 und 15,8 g Lys/kg TS, d. h. bei der gegebenen Lysinabstufung lag der Sättigungswert für den Lysinbedarf bei 13,3 g Lys/kg TS. Wird die Messung der ^{14}C-Lysinkatabolisierung nach einem Futterentzug von 5,5 h begonnen, so wird dieser Sättigungswert bereits bei 10,8 g/kg TS erreicht. Die Ursache hierfür liegt wahrscheinlich in einem größerem Lysinbedarf des Aminosäurenpools unmittelbar nach einer Fütterung (Meßbeginn 1,5 h nach der Fütterung) für die einsetzende Eiweißsynthese. Wird die Messung nach einem Futterentzug von 5,5 h vorgenommen, so ist der Lysinbedarf offensichtlich geringer. Bezieht man den Lysingehalt auf das Rohprotein, so liegen im Rahmen des intermediären Stoffwechsels (bei den geprüften Lysinabstufungen) die Bedarfswerte bei 5 % Lysin (1,5 h Futterentzug) bzw. 4 %Lysin (5,5 h Futterentzug).

Bei Betrachtung der Abb. 3 A und B ist auffällig, daß die im Vergleich zu den Gruppen mit geringerem Lysingehalt in der Diät zusätzlich abgebaute ^{14}C-Lysinmenge bei Gruppe 7 und 8 abnimmt; im Fall der ^{14}C-Lysingabe 1,5 h nach Futterentzug trifft das auch schon für Gruppe 6 zu.

Das Abflachen der Kurve der $^{14}CO_2$-Ausscheidung zu den Werten der Gruppe 8 hin spricht für die Ausschöpfung der Stoffwechselkapazität überschüssiges Lysin abzubauen. Dies stimmt auch mit der geringeren täglichen Lebendmassezunahme dieser Tiere überein (Tab. 8).

3.5. Spezifische Radioaktivität (SR) des CO_2 im Versuch 2

Die SR des CO_2 betrug in der ersten Stunde der CO_2-Absorption 7,6 bis 51,3 (Markierung 1,5 h nach Futterentzug) bzw. 12,4 bis 30,4 DPM · 10^3/mmol CO_2 (Markierung 5,5 h nach Futterentzug) und sank im gesamten Meßzeitraum von 4 h auf 5 bis 29,5 bzw. 7,1 bis 27,4 DPM · 10^3/mmol CO_2 (Tab. 12 und 13, Abb. 4). Die Differenzen in

Tabelle 12 (Table 12)

Spezifische Radioaktivität des CO_2 nach i. v.-Injektion von ^{14}C-Lysin 1,5 h nach Futterentzug bei vorhergehender Fütterung mit Diäten unterschiedlichen Lysingehalts

(Spezific radioactivity of CO_2 after i. v.-injection of ^{14}C-lysine 1.5 hrs after feed withdrawal and previous feeding of diets different in lysine content)

Gruppe (Group)	Lysin (g/kg TS) (g/kg DM)	Spezifische Radioaktivität des CO_2 (DPM · 10^3/mmol CO_2) (Specific radioactivity (DPM · 10^3/mmol CO_2) Stunden nach Markierung (Hours after labelling) 0–1	0–2	0–3	0–4
1	5,8	$10,4 \pm 1,24^{a4}$	$9,2 \pm 0,67^{a4,6}$	$8,1 \pm 0,74^{b4}$	$7,4 \pm 0,63^{b7}$
2	8,3	$7,6 \pm 1,08^{a}$	$6,4 \pm 0,66^{a3}$	$5,7 \pm 0,66^{a3}$	$5,0 \pm 0,53^{a3}$
3	10,8	$25,2 \pm 12,53$	$15,4 \pm 6,13^{b2}$	$11,8 \pm 4,25^{b2,4,6,7}$	$9,9 \pm 3,33^{b2,6,7}$
4	13,3	$24,8 \pm 6,80^{b1}$	$19,5 \pm 4,89^{c1}$	$16,6 \pm 4,36^{c1,3}$	$13,4 \pm 2,92^{b6,7}$
5	15,8	$40,2 \pm 8,70^{b}$	$33,5 \pm 6,52^{c}$	$29,5 \pm 3,48^{d6-8}$	$24,1 \pm 2,34^{c}$
6	18,3	$44,4 \pm 19,49$	$30,9 \pm 10,21^{c1}$	$24,9 \pm 6,47^{c3,5}$	$21,4 \pm 4,94^{c3,4}$
7	20,8	$51,3 \pm 16,42^{b}$	$40,2 \pm 11,88^{c}$	$31,5 \pm 7,26^{c3,5}$	$28,4 \pm 8,82^{c1,3,4}$
8	23,3	$46,2 \pm 11,87^{b}$	$38,2 \pm 9,70^{c}$	$32,2 \pm 6,90^{c5}$	$29,5 \pm 4,78^{c}$

Unterschiedliche Buchstabenindizes bezeichnen signifikante Unterschiede zwischen den entsprechenden Gruppen ($P<0,05$). Zusätzliche Zahlenindizes geben an, daß zur Nummer der Vergleichsgruppe trotz unterschiedlicher Buchstabenindizes kein signifikanter Unterschied besteht.

(Different index letters denote significant differences between the respective groups ($P<0.05$). Additional index numbers indicate that there is no significant difference to the compared group despite of different index letters.)

der SR des CO_2 zwischen längerem und kürzerem Abstand zur letzten Fütterung widerspiegeln die Unterschiede in der $^{14}CO_2$-Ausscheidung in % der Dosis (geringere SR bei Markierung 1,5 h nach Futterentzug für Gruppe 1 und 2, bei höherer Lysinzulage Umkehrung der Verhältnisse) und waren bis auf eine Ausnahme nicht signifikant.

Zwischen den Fütterungsgruppen zeigten sich bereits 1 h nach Injektion deutliche

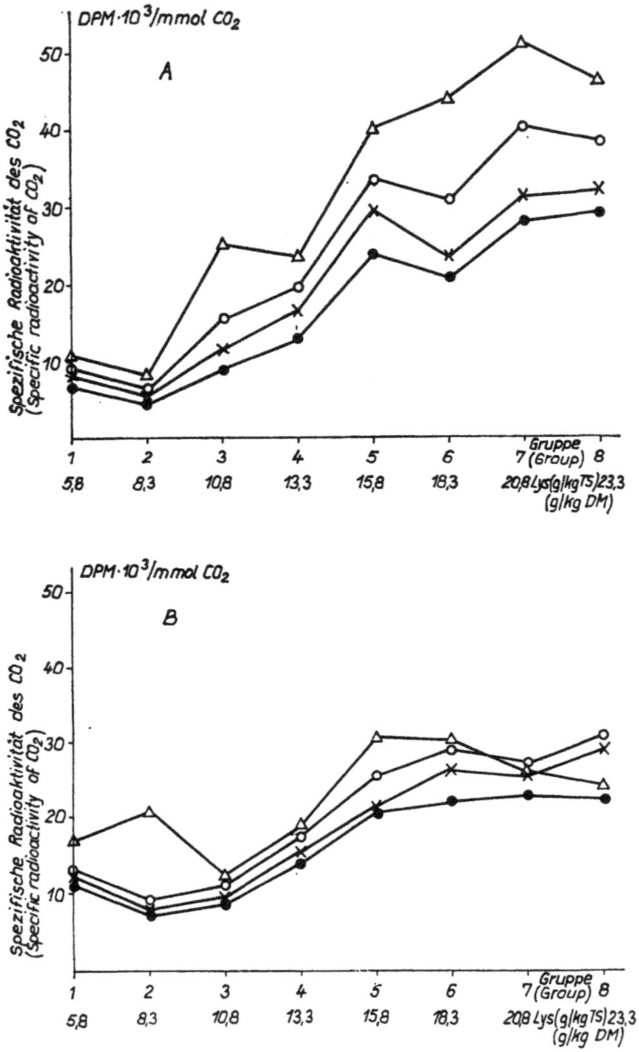

Abb. 4 (Fig. 4). Spezifische Radioaktivität des CO_2 nach i. v.-Injektion von ^{14}C-Lysin und vorhergehender Fütterung von Diäten mit unterschiedlichem Lysingehalt (in DPM · 10^3/mmol CO_2)
4 A: Injektion 1,5 h nach Futterentzug
4 B: Injektion 5,5 h nach Futterentzug
(△0 bis 1 h; ○ 0 bis 2 h; ×0 bis 3 h und ● 0 bis 4 h, nach Markierung) [(Specific radioactivity of CO_2 after i. v.-injection of ^{14}C-lysine and previous feeding of diets different in lysine content in DPM · 10^3/mmol CO_2)
4 A: Injection 1.5 hours after feed withdrawal
4 B: Injection 5.5 hours after feed withdrawal
(△0 to 1 hr; ○ 0 to 2 hrs; ×0 to 3 hrs and ● 0 to 4 hrs after labelling)].

Unterschiede in der SR des CO_2. Der stärkste Anstieg der SR des CO_2 war nach 1,5 h Futterentzug wieder zwischen den Steigerungsstufen 13,3 und 15,8 g Lys/kg TS und nach 5,5 h Futterentzug zwischen 10,8 und 15,8 g Lys/kg TS zu ermitteln, so daß die Sättigungswerte für Lysin im Aminosäurenpool mit 13,3 bzw. 10,8 g Lys/kg TS in Abhängigkeit von der Zeit des Futterentzuges vor der ^{14}C-Lysininjektion bestätigt werden. Nach Sättigung des Aminosäurenpools mit Lysin setzte ein verstärkter Abbau der uniform markierten C-Gerüste der Lysinmolekel ein und die Radioaktivität/mmol CO_2 zeigt den steilsten Anstieg.

Sowohl nach 1,5 als auch nach 5,5 h nach Futterentzug kommt es ab 15,8 g Lys/kg TS nur zu einer geringen Steigerung der SR des CO_2, was wiederum die begrenzte Oxydationsmöglichkeit für stark überschüssiges Lysin anzeigt.

Zusammenfassend kann man aus den Ergebnissen schlußfolgern, daß eine stoffwechselorientierte Lysinbedarfsbestimmung an Broilerküken durch i. v.-Injektion von

Tabelle 13 (Table 13)

Spezifische Radioaktivität des CO_2 nach i. v.-Injektion von ^{14}C-Lysin 5,5 h nach Futterentzug bei vorhergehender Fütterung mit Diäten unterschiedlichen Lysingehalts

(Specific radioactivity of CO_2 after i. v.-injection of ^{14}C-lysine 5.5 hrs after feed withdrawal and previous feeding of diets different in lysine content)

Gruppe (Group)	Lysin (g/kg TS) (g/kg DM)	Spezifische Radioaktivität des CO_2 (DPM · 10^3/mmol CO_2) (Specific radioactivity of CO_2 (DPM · 10^3/mmol CO_2)) Stunden nach Markierung (Hours after labelling)			
		0–1	0–2	0–3	0–4
1	5,8	17,2 ± 5,57	12,8 ± $3,18^{a4,5}$	12,4 ± $2,53^{a4,5}$	11,0 ± $2,05^{a4,5}$
2	8,3	20,9 ± 11,56	9,0 ± $0,94^{a}$	8,0 ± $0,76^{a}$	7,1 ± $0,55^{a}$
3	10,8	12,4 ± $4,54^{a}$	11,1 ± $1,26^{a4}$	9,6 ± $1,03^{a}$	8,7 ± $0,92^{a}$
4	13,3	18,9 ± $3,52^{a8}$	17,9 ± $2,73^{b1,3}$	15,6 ± $2,15^{b1}$	14,0 ± $1,95^{b}$
5	15,8	30,4 ± 6,69	25,6 ± $4,94^{b1,6,8}$	21,7 ± $3,65^{b1,6-8}$	20,7 ± $3,79^{b1,6-8}$
6	18,3	30,0 ± $2,38^{b}$	29,2 ± $2,79^{c7,5}$	26,4 ± $2,70^{c5}$	22,4 ± $2,21^{c5}$
7	20,8	26,2 ± 3,76	27,8 ± $3,59^{b6,8}$	26,2 ± $3,01^{c5}$	22,8 ± $1,67^{c5}$
8	23,3	24,1 ± $1,22^{b4}$	30,5 ± $3,14^{c5,7}$	29,1 ± $2,83^{c5}$	27,4 ± $2,52^{c5}$

Unterschiedliche Buchstabenindizes bezeichnen signifikante Unterschiede zwischen den entsprechenden Gruppen ($P<0,05$). Zusätzliche Zahlenindizes geben an, daß zur Nummer der Vergleichsgruppe trotz unterschiedlicher Buchstabenindizes kein signifikanter Unterschied besteht.

(Different index letters denote significant differences between the respective groups ($P<0,05$). Additional index numbers indicate that there is no significant difference to the compared group despite of different index letters.)

^{14}C-Lysin und Messung der $^{14}CO_2$-Ausscheidung möglich ist und exakte Ergebnisse liefert. Mit der hier gewählten Lysinabstufung konnte für Broiler im Alter von 3 Wochen ein Bedarf von 10,8 bis 13,3 g Lysin/kg TS bei 660 EFh/kg TS und 27 % Rohprotein bestimmt werden. Für die Präzisierung dieses Bedarfsbereichs ist ein weiterer Versuch mit engerer Lysinstaffelung erforderlich. Weiterhin liefert die stoffwechselorientierte Lysinbedarfsbestimmung einen direktem Bedarf und es können auch tageszeitliche Schwankungen des Lysinbedarfs im intermediären Stoffwechsel ermittelt werden, da der Zeitpunkt der Fütterung vor der radioaktiven Markierung einen Einfluß auf die gemessenen Parameter aufweist.

Nach Angabe der Passagezeiten in den einzelnen Abschnitten des Gastrointestinaltrakts beim Hühnergeflügel (SKLAN u. a., 1975) ist insbesondere durch die längere Aufenthaltsdauer des Futters im Kropf erst etwa 3–8,5 h nach Futteraufnahme die Hauptmenge Digesta im Dünndarm, dem Hauptresorptionsort. Zugesetztes freies Lysin wird jedoch wahrscheinlich früher resorbiert. Eine Ermittlung derartiger Resorptionsunterschiede wäre für eine bessere Beurteilung der erzielten Meßwerte von großer Bedeutung.

Zusammenfassung

Zur Bestimmung des Lysinbedarfs wurden 128 männliche Broilerküken im Alter von 7 bis 21 Tagen verwendet. Die Tiere erhielten eine Lysinmangeldiät aus Weizen und Weizengluten zu der stufenweise L-Lysin-HCL zugelegt wurde. Die entstandenen Lysingehaltswerte variierten von 5,8 bis 23,3 g/kg TS (2,2 bis 8,7 g/16 g N). Am Ende der zweiwöchigen Fütterung der Versuchsdiäten erhielten die Tiere 1,5 und 5,5 Stunden nach Futterentzug eine intravenöse ^{14}C-Lysininjektion. In den folgenden 4 Stunden wurde die CO_2- und $^{14}CO_2$-Ausscheidung gemessen. Diese 4stündige Absorptionsperiode für CO_2 wurde entsprechend einem Vorversuch als ausreichend angesehen.

Die höchsten täglichen Zunahmen von 21,5 g zeigten die Tiere mit 13,3 g Lysin/kg TS. Überstieg der Lysingehalt 18,3 g/kg TS, kam es zu Wachstumsdepressionen. Der Lysingehalt der Diät beeinflußte die CO_2-Ausscheidung nicht. Die $^{14}CO_2$-Ausscheidung war bei geringem Lysingehalt in der Diät ebenfalls niedrig, stieg jedoch bei Erreichen des Lysinbedarfs auf das 3- bis 4fache an. Bei Messung 1,5 bis 5,5 Stunden nach Futterentzug betrug der Sättigungswert für den Lysinbedarf 13,3 g/kg TS. Dieser Wert war jedoch geringer (10,8 g/kg TS), wenn die Messung 5,5 bis 9,5 Stunden nach Futterentzug erfolgte. Diese Ergebnisse weisen auf einen höheren metabolischen Bedarf an Lysin hin, wenn die Messung zeitiger nach Futteraufnahme stattfindet. Sowohl das verminderte Wachstum als auch der nichtlineare Anstieg der $^{14}CO_2$-Ausscheidung bei Diäten ab 18,3 g Lysin/kg TS kennzeichnen die verminderte Kapazität des Organismus, überschüssiges Lysin abzubauen.

Aus den Ergebnissen des vorliegenden Versuches kann für Broilerküken im Alter von 3 Wochen ein Lysinbedarf von 10,8 bis 13,3 g/kg TS (bei 27 % RP und 660 EFh/kg TS) geschlußfolgert werden. Der bestimmte Bedarfsbereich kann durch Verwendung von Diäten mit verändertem Lysingehalt präzisiert werden.

Резюме

Х. Бергнер, Нгуйен Ти Нян и Аннетте Вильке

Методическое исследование по направленному на обмен веществ определению потребности цыплят-бройлеров в лизине. 1-ое сообщ.: Влияние содержания в диете лизина на количество оскисления при кратковременном натощаком перед инъекцией ^{14}C-лизина

Для определения потребности в лизине взялись 128 ♂ цыплят-бройлеров в возрасте от 7 до 21 дней. Птицы получили диету с недостатком в лизине, которая состояла из пшеницы и пшеничного глютена. К эту диету постепенно добавлялся L-лизин · HCl. Таким образом содержания лизина колебались от 5,8 до 23,3 г/кг сухого в-ва (2,2 – 8,7 г/16 г N). В конце двухнедельного кормления опытных диет птицы получили после натощака от 1,5 или 5,5 час. интравенозную инъекцию ^{14}C-лизина. После этого определены в течение 4 час. выделения CO_2 и $^{14}CO_2$. В предварительно опыте определилось, что 4 часа достаточны для абсорбции CO_2.

Птицы, получавшие диеты с содержанием 13,3 г лизина/кг сухого вещества, имели наилучшие суточные привесы от 21,5 г. Если в диете содержались свыше 18,3 г лизина/кг сухого в-ва, тогда наблюдали депрессию роста. Содержание лизина диет не оказало влияние на выделение CO_2. При низком содержании лизина в диете было выделение CO_2 тоже низко, но оно повысилось на 3–4 раза, если покрылась потребность в лизине. При измерении после натощака от 1,5 до 5,5 час. определились 13,3 г лизина/кг сухого в-ва как насыщенность лизином. При измерении после натощака от 5,5 до 9,5 час. определились только 10,8 г/кг сухого в-ва. Это значит, что промежуточая потребность в лизине выше, если измерение быстрее после натощака. Уменьшение роста и нелинейное повышение выделения CO_2 при кормлении диет, содержащих свыше 18,3 г лизина/кг сухого в-ва ссылают на сокращённую способность организма для нарушения избыточного лизина.

Из результатов данного опыта выделяется потребность в лизине от 10,8 до 13,3 г/кг сухого в-ва для цыплят-бройлеров в возрасте 3 недел (при 27 % сырого протеина и 660 $ЭКЕ_{птиц}$/кг сухого в-ва.

Определённый предел потребности можно уточнять с помощью диет с различным содержанием лизина.

Summary

H. Bergner, Nguyen Thi Nhah and Annette Wilke

Methodical investigations on the metabolism-oriented determination of the lysine requirement in broiler chickens

1. Influence of the dietary lysine content on the lysine oxidation after short-term feed withdrawal previous ^{14}C-lysine injection

For the estimation of lysine requirement 128male broiler chickens were used at an age of 7 to 21 days posthatching. They received a lysine deficient diet composed of wheat and wheat gluten. To this basal diet L-lysine-HCL was supplemented successively resulting in 8 lysine levels ranging from 5.8 to 23.3 g lysine per kg DM (2.2 to 8.7 g lysine per 16 g N). At the end of the two-week feeding period of the experimental diets ^{14}C-lysine was injected intravenously 1.5 and 5.5 hours after feed withdrawal. During the following 4 hours the excretion of CO_2 and $^{14}CO_2$ was measured. This 4 hours absorption period for $^{14}CO_2$ was regarded as sufficient according to a preliminary experiment.

The highest daily gain of 21.5 g was observed in animals fed 13.3 g lysine/kg DM. Lysine concentrations exceeding 18.3 g/kg DM depressed body weight gain. The CO_2-excretion was not influenced by lysine intake.

The $^{14}CO_2$-excretion was low with diets low in lysine content and increased 3 to 4 times with diets meeting the lysine requirement. Based on measurements 1.5 to 5.5 hours after feed withdrawal the saturation value for lysine was reached at 13.3 g/kg DM. This value was lowered (10.8 g/kg DM), however, if the estimation was carried out 5.5 to 9.5 hours after feed withdrawal. These results suggest a higher metabolic lysine requirement during the earlier period after feed intake. Both, reduced weight gain and non linearity in $^{14}CO_2$-excretion with diets exceeding a lysine content of 18.3 g/kg DM indicate a limited capacity of the organism to degrade excessive lysine.

According to the results of this experiment for broiler chickens 3 weeks posthatching a lysine requirement between 10.8 and 13.3 g/kg DM (27 % CP and 660 EFU_{hen}/kg DM) was concluded. The range of estimated requirement data could be narrowed by the use of diet with other lysine content.

Literaturverzeichnis

[1] BERGNER, H. und O. SIMON: Arch. Tierernähr. **26**, 815 (1976)
[2] BERGNER, H., U. BERGNER und K. ADAM: Arch. Tierernähr. **28**, 329 (1978)
[3] HENNIG, A., B. MEIXNER und G. RICHTER: Untersuchungen zur Vitamin-E-Bedarfsnorm bei Broilern. – Forschungsbericht A 4, Sektion Tierproduktion und Veterinärmedizin der Karl-Marx-Universität Leipzig, Wissenschaftsbereich Tierernährungschemie Jena (1982)
[4] PINGEL, H. und H. JEROCH: Biologische Grundlagen der industriellen Geflügelproduktion. Reihe Tierärztliche Praxis 1. Auflage, Jena VEB Gustav Fischer Verlag (1980)
[5] SIMON, O., H. BERGNER und K. ADAM: Arch. Tierernähr. **27**, 691 (1977)
[6] SIMON, O., K. ADAM und H. BERGNER: Arch. Tierernähr. **28**, 609 (1978)
[7] SKLAN, D.; D. DUBROV, U. EISNER und S. HURWITZ: J. Nutrit. **105**, 1549 (1975)
[8] WANG, S. H., L. O. CROSBY und M. C. NESHEIM: J. Nutrit. **103**, 384 (1973)
[9] WILKE, A., O. SIMON und H. BERGNER: Arch. Tierernähr. **34**, 749 (1984)

Für die sehr gute technische Assistenz bei der Versuchsdurchführung und Analytik danken wir Frau D. LISSON sowie den Chem.-Ing. Frau S. KIEWEL und Frau I. DRESSEL.

Eingegangen: 1. März 1986

Anschrift der Autoren:

Prof. Dr. sc. H. BERGNER, NGUYEN THI NHAN und Dr. ANNETTE WILKE
Wissenschaftsbereich Tierernährung der Sektion
Tierproduktion und Veterinärmedizin
der Humboldt-Universität zu Berlin
Invalidenstr. 42
Berlin
1040
DDR

Arch. Anim. Nutr., Berlin 37 (1987) 1, 47–61

Sektion Tierproduktion und Veterinärmedizin der Karl-Marx-Universität Leipzig,
Wissenschaftsbereich Tierernährungschemie
(Leiter: Prof. Dr. sc. agr. A. Hennig)

K. Gruhn

Zur Verwertung von ^{15}N-markiertem Harnstoff bei der Legehenne

7. Mitteilung

^{15}N-Inkorporation in die Aminosäuren verschiedener Muskelarten

1. Einleitung

Zum Nachweis der Effektivität der Nichtprotein-N-Verbindungen (NPN) für das Muskelwachstum der Nichtwiederkäuer ist eine Tierart mit hohem Proteinansatz, wie z. B. der Broiler, besonders geeignet. Dazu liegen umfangreiche, allerdings widersprechende Ergebnisse zur Verwertung dieser Verbindungen vor. Von Machlin und Gordon (1957) wurde ausgesagt, daß der Zusatz von Harnstoff zu einer Ration mit niedrigem Rohproteingehalt bei wachsenden Broilern keinen Einfluß auf den Fleischansatz hat, sondern sogar gering depressiv wirkte, offensichtlich durch die zusätzliche Stoffwechselbelastung. Diese Befunde bestätigen Kagan und Balloun (1976); sie konnten nachweisen, daß bei einer Diät mit niedrigem Rohproteingehalt kein Einbau des Harnstoff-N in die Körperproteine beim Broiler erfolgte.

Mit Hilfe von ^{15}N-markierten Verbindungen können genauere Aussagen zur möglichen Proteinsynthese gemacht werden. Deshalb haben Tylaček und Špaček (1971) zwei ausgewachsenen Gänsen 8 Tage markierten Harnstoff mit 73 mg ^{15}N-Überschuß ($^{15}N'$) je Tag verabreicht. Im Mittel wurden 44,6 % des oral applizierten Harnstoffes retiniert. Die Autoren schlußfolgern aus diesem Ergebnis, daß die adulten Gänse den Harnstoff ebenso verwerten, wie das Eiweiß aus nativen Futtermitteln. Diese Ansicht konnte durch unsere Versuche mit Gänsen widerlegt werden. Ein bedeutender Teil des retinierten Stickstoffes des Harnstoffes liegt als Nichtproteinstickstoff vor, vor allem als Harnstoff und Ammoniak (Jamroz und Gruhn, 1974). Eine Aussage zur Verwertung des Harnstoffstickstoffes ist erst dann möglich, wenn die Höhe der Inkorporation des $^{15}N'$ in die essentiellen Aminosäuren der Muskulatur, insonderheit in das Lysin, ermittelt wird. Deshalb haben wir in der Bein-, der Brust- und Herzmuskulatur, außer den Thioaminosäuren und Tryptophan, von 15 nativen Aminosäuren die Quantität und ihren Atom-% $^{15}N'$ bestimmt.

2. Methodik

2.1. Versuchstiere und Futter

Für den Versuch mit $^{15}N'$-Harnstoff verwandten wir 3 kolostomierte Legehennen mit einer 75 ... 80 %igen Legeleistung.

Um die quantitative Aufnahme des Futters zu erreichen, wurde die Hälfte der Ration mit Harnstoffzusatz tablettiert. Die andere Hälfte wurde pelletiert. Der eingesetzte Harnstoff enthielt 96,06 Atom-% ^{15}N-Überschuß (^{15}N'). Von der tablettierten und pelletierten Ration erhielten die Hennen täglich je 50 g im adäquaten Gemisch. Die Gesamtration wies einen Rohproteingehalt von 17,7 % und einen Energiegehalt von 579 EFh pro kg der Ration auf; 16,9 % des Gesamt-N der Ration stellten zugesetzten Harnstoff dar.

Das markierte Futter wurde sechs Tage verabreicht. In diesem Zeitraum nahmen die Tiere 17028 mg Gesamt-N und davon 2870 mg ^{15}N' auf. Danach erhielten die Hennen noch zwei Tage wie in der Vorperiode die gleiche Ration mit unmarkiertem Harnstoff. Einzelheiten der Fütterungstechnik und Zusammensetzung der Ration wurden in der Arbeit von GRUHN u. a. (1979) mitgeteilt.

2.2. Aufbereitung der Organe und Analytik

Von den geschlachteten Tieren wurde die Brust- und Beinmuskulatur separat gewonnen. Diese beiden Muskelarten und das Herz wurden nach Homogenisierung gefriergetrocknet. In der Brust- und Beinmuskulatur erfolgte die Fällung der Proteine mit 10 %iger Trichloressigsäure (TCE) nach der von GRUHN u. a. (1974) mitgeteilten Methode. Der Stickstoff wurde nach KJELDAHL bestimmt, wobei die Überführung in NH_4Cl erfolgte. Die Aminosäuren wurden nach Hydrolyse (GRUHN und SCHUBERT, 1975) an den Aminosäurenanalysatoren (AAA 881, Unichrom) getrennt. Für die ^{15}N'-Bestimmung der Aminosäuren erfolgte eine präparative Trennung der Aminosäuren am Präparativzusatz der Fa. Beckman. Nach oxydativem Aufschluß und weiterer Aufbereitung erfolgte die Messung des schweren Stickstoffes emissionsspektrometrisch (MEIER und MÜLLER, 1965; FAUST, 1967).

3. Ergebnisse und Diskussion

3.1. Mengen und Gehalt an Trockensubstanz

Die Brust- und Beinmuskelmasse ist bei Henne 2 etwa gleich, bei Henne 1 ist die der Brust höher und bei Henne 3 niedriger als die der Beinmuskulatur. Henne 1 scheint eine etwas geringere Trockensubstanz in der Muskulatur zu haben als die beiden anderen Tiere (Tab. 1).

Tabelle 1 (Table 1)
Massen und Trockensubstanzgehalt der Muskelarten
(Weight and dry matter content of several muscles)

Muskelart (Muscles)	*Henne 1 (Hen 1)* Masse (Weight) g	TS* (DM) g/kg	*Henne 2 (Hen 2)* Masse (Weight) g	TS (DM) g/kg	*Henne 3 (Hen 3)* Masse (Weight) g	TS (DM) g/kg
Brust (Breast)	201,7	257,8	228,1	277,1	171,3	278,0
Bein (Leg)	179,2	256,8	218,2	262,5	202,0	281,5
Herz (Heart)	8,35	283,3	8,54	305,4	8,70	288,8

* Trockensubstanz (Dry matter)

3.2. Rohproteingehalt der Muskelarten

Der Rohproteingehalt wurde aus dem analytisch ermittelten Stickstoff, multipliziert mit 6,00, errechnet (Tab. 2).

Der Gehalt an Rohprotein in der Frischmasse der Muskeln ist unterschiedlich. Von den untersuchten Muskelarten ist die Brustmuskulatur am myofibrillenreichsten. Da die Myofibrillen eine höhere N-Konzentration als die übrigen Muskelfraktionen

Tabelle 2 (Table 2)

Rohproteingehalt und N-Menge der einzelnen Muskelarten in der Originalsubstanz (Content of crude protein and N amount of the different muscles in the original matter)

Muskelart (Muscles)	Henne 1 (Hen 1)		Henne 2 (Hen 2)		Henne 3 (Hen 3)	
	Rohprotein (Crude protein) %	^{14}N mg	Rohprotein (Crude protein) %	^{14}N mg	Rohprotein (Crude protein) %	^{14}N mg
Brust (Breast)	23,70	7951	22,90	8687	23,98	6824
Bein (Leg)	22,07	6568	20,80	7547	19,36	6492
Herz (Heart)	13,60	188	13,92	197	13,32	192

aufweisen (WATERLOW und STEPHAN, 1966), ist der höhere N-Gehalt in der Brustmuskulatur gegenüber der Bein- und Herzmuskulatur verständlich. Den niedrigen Rohproteingehalt der kardialen Muskulatur im Vergleich zur Skelettmuskulatur konnte JAHREIS (1976) auch beim wachsenden Geflügel nachweisen. Auf die gute Übereinstimmung des Rohproteingehaltes der Brust- sowie Herzmuskulatur zwischen den Hennen wird hingewiesen.

3.3. Stickstoffverbindungen nichteiweißartiger Natur

Die Muskulatur der Brust enthält einen höheren Anteil an N-Verbindungen nichteiweißartiger Natur als die Beinmuskulatur (Tab. 3). PARTMANN (1967) fand bei

Tabelle 3 (Table 3)

^{14}N-Menge der TCE-löslichen Fraktion (Amount of ^{14}N in the TCA-soluble fraction)

Muskelart (Muscles)	Henne 1 (Hen 1)		Henne 2 (Hen 2)		Henne 3 (Hen 3)	
	^{14}N mg	^{14}N % des Gesamt-N (^{14}N % of the total N)	^{14}N mg	^{14}N % des Gesamt-N (^{14}N % of the total N)	^{14}N mg	^{14}N % des Gesamt-N (^{14}N % of the total N)
Brust (Breast)	1270	16,0	1371	15,8	1126	16,5
Bein (Leg)	717	10,9	1096	14,5	860	13,3

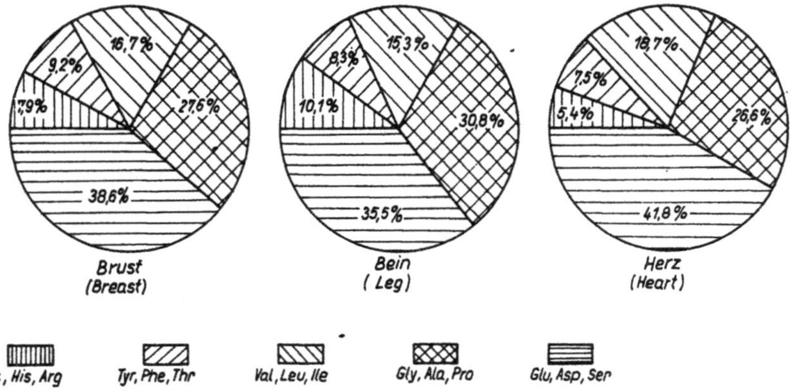

Abb. 1. Vergleich der Markierung verschiedener Aminosäurengruppen in Brust-, Bein- und Herzmuskulatur
(Comparison of labelling of different amino acid groups in breast, leg and heart muscles).

20 Monate alten Weißen Leghorn im Musculus pectoralis major einen höheren Gehalt an freien Amino-N-Verbindungen und Rest-N-Substanzen als in der roten Schenkelmuskulatur.

3.4. ^{15}N-Markierung des gesamten Stickstoffs

Der Atom-% ^{15}N' nimmt von der Brust-, über die Bein- zur Herzmuskulatur zu, wobei die Muskulatur des Herzens eine doppelt so hohe Markierung im Vergleich zum Bein aufweist (Tab. 4).

Auch bezogen auf die Einheit Trockensubstanz enthält die Herzmuskulatur ebenfalls die höchste markierte N-Menge. Die niedrige Markierung der Skelettmuskulatur kann mit der relativ langen Halbwertszeit dieser Proteine erklärt werden. Sie beträgt nach NIKLAS u. a. (1958) 22 Tage und nach GAN und JEFFAY (1971) 49 Tage. Der wesentlich höhere ^{15}N' der Herzmuskulatur von 0,65 ... 0,79 Atom-% (Tab. 4) spricht für eine schnellere Inkorporation, was mit einer wesentlich niedrigeren Halbwertszeit

Tabelle 4 (Table 4)
Atom-% ^{15}N', ^{15}N'-Menge in mg und ^{15}N'-Menge in der Trockensubstanz
(Atom-% ^{15}N excess, amount of ^{15}N excess in mg and amount of ^{15}N excess in the dry matter)

Muskelart (Muscles)	Henne 1 (Hen 1)			Henne 2 (Hen 2)			Henne 3 (Hen 3)		
	Atom-% ^{15}N' (Atom-% ^{15}N excess)	^{15}N' mg (^{15}N excess mg)	^{15}N' mg/100 g TS (^{15}N excess in mg per 100 g DM)	Atom-% ^{15}N' (Atom-% ^{15}N excess)	^{15}N' mg (^{15}N excess mg)	^{15}N' mg/100 g TS (^{15}N excess in mg per 100 g DM)	Atom-% ^{15}N' (Atom-% ^{15}N excess)	^{15}N' mg (^{15}N excess mg)	^{15}N' mg/100 g TS (^{15}N excess in mg 100 g DM)
Brust (Breast)	0,23	18,33	35,2	0,23	20,03	31,7	0,31	21,22	44,6
Bein (Leg)	0,38	25,06	54,4	0,27	20,44	35,7	0,37	24,12	42,4
Herz (Hearth)	0,70	1,33	56,2	0,65	1,29	49,5	0,79	1,53	60,9

Korrektur

zur Laudatio „Prof. Dr. BERNHARD PIATKOWSKI zum 60. Geburtstag am 5. 2. 1987“, S. 105, Heft 2 (1987), 13.–15. Zeile von oben:

Der Satz muß richtig lauten: „Er studierte Landwirtschaft an der Humboldt-Universität zu Berlin und war Ende des Jahres 1956 der letzte Doktorand Prof. MANGOLDS“.

der Herzproteine von 3,7 Tagen (CHAIN und SENDER, 1972) bis 8,2 Tage (NIKLAS u. a., 1958) übereinstimmt. Deshalb dürften auch unterschiedliche Markierungsraten in den essentiellen und nichtessentiellen Aminosäuren bei unterschiedlich zusammengesetzten Muskelarten zu erwarten sein.

3.5. ^{15}N-Markierung der TCE-löslichen Fraktion

Ebenso wie in der ^{14}N-Fraktion haben wir auch in der ^{15}N-Fraktion den TCE-löslichen Anteil der Brust- und Beinmuskulatur ermittelt (Tab. 5).

Tabelle 5 (Table 5)

Atom-% $^{15}N'$ und $^{15}N'$-Menge der TCE-löslichen Fraktion der Brust- und Beinmuskulatur

(Atom-% ^{15}N excess and amount of ^{15}N excess of the TCA soluble fraction in muscles of breast and leg)

Muskelart (Muscles)	Henne 1 (Hen 1)			Henne 2 (Hen 2)			Henne 3 (Hen 3)		
	Atom-% $^{15}N'$ (Atom-% ^{15}N excess)	$^{15}N'$ mg (^{15}N excess mg)	$^{15}N'$ %* (^{15}N excess %*)	Atom-% $^{15}N'$ (Atom-% ^{15}N excess)	$^{15}N'$ mg (^{15}N excess mg)	$^{15}N'$ %* (^{15}N excess %*)	Atom-% $^{15}N'$ (Atom-% ^{15}N excess)	$^{15}N'$ mg (^{15}N excess mg)	$^{15}N'$ %* (^{15}N excess %*)
Brust (Breast)	0,25	3,18	17,3	0,19	2,61	13,0	0,23	2,60	12,3
Bein (Leg)	0,51	3,68	14,7	0,36	3,96	19,4	0,51	4,41	18,3

* am gesamten $^{15}N'$
(in percent of the total ^{15}N excess)

Die Markierung der NPN-Fraktion der Muskulatur der Brust entspricht der des gesamten Stickstoffes, während die des Beines höher liegt als die Werte in Tabelle 4. Der Anteil des $^{15}N'$ am gesamten $^{15}N'$ variiert im Brustfleisch bei den Hennen von 12,3 % ... 17,3 %. Ebenso wie der Atom-% $^{15}N'$ liegt auch der $^{15}N'$-Anteil der TCE-löslichen Fraktion der Beinmuskulatur höher (Tab. 5) als der Stickstoff mit natürlicher isotoper Häufigkeit (Tab. 3). NARAYANAN und EAPEN (1974) untersuchten die altersabhängigen Veränderungen der Inkorporation von ^{14}C-Leuzin in die myofibrillären und sarkoplasmatischen Proteine der weißen Brust- und roten Beinmuskulatur bei Küken. Bei adulten Küken war der Einbau des ^{14}C in die rote Muskulatur beider Proteinarten höher. MARUYAMA u. a. (1978) kommen nach Untersuchungen zur Proteinsyntheserate von Brust- und Schenkelmuskulatur mit Hilfe von ^{14}C-Tyrosin zu entsprechenden Ergebnissen. Somit dürften auch aufgrund der höheren synthetischen Leistungen der Beinmuskulatur die aus dem Metabolismus stammenden NPN-Verbindungen durch eine höhere Markierung gekennzeichnet sein.

3.6. Gehalt der Muskelproteine an basischen Aminosäuren

Der Gehalt an Lysin und Histidin des Herzmuskelproteins liegt einheitlich unter dem der beiden anderen Muskelpartien; dagegen liegen die Werte des Arginins im Herzmuskel höher (Tab. 6).

SCOTT (1959) bestimmte die Aminosäurengarnitur in der Brust- und Beinmuskulatur bei weiblichen Puten. Im Brustfleisch betrug der Gehalt an Lysin 8,4 %, an Histidin

3,5 % und an Arginin 6,5 % im Rohprotein; die entsprechenden Werte für die Schenkelmuskulatur lauten 8,9 %, 2,6 % und 6,4 %. Demnach liegen die Lysin- und Argininwerte im Roheiweiß des Putenfleisches höher als die Daten der Muskulatur der Legehybriden. Ursächlich deuten diese Unterschiede darauf hin, daß die Anteile der Eiweiße mit höherem Lysingehalt in der Muskulatur der Puten höher sind als in der des Hühnergeflügels.

Tabelle 6 (Table 6)

Mittlerer Gehalt der Muskelpartien an basischen Aminosäuren

(Mean content of basic amino acids in the muscle parts)

Muskelart (Muscles)	Lys mg/16,67 mg N $\bar{x}$	$s\pm$	His mg/16,67 mg N $\bar{x}$	$s\pm$	Arg mg/16,67 mg N $\bar{x}$	$s\pm$
Brust (Breast)	8,04	0,08	3,15	0,29	5,83	0,15
Bein (Leg)	7,90	0,11	2,98	0,07	5,51	0,11
Herz (Heart)	7,25	0,13	2,70	0,16	6,04	0,20

3.7. Atom-% $^{15}N'$ und $^{15}N'$-Mengen der basischen Aminosäuren

Bemerkenswerterweise sind im Protein der Brustmuskulatur die basischen Aminosäuren gleich niedrig markiert. Die Markierung des Arginins ist sowohl in der Muskulatur der Schenkel als auch des Herzens unbedeutend. Zwischen beiden Muskelarten

Tabelle 7 (Table 7)

Atom-% $^{15}N'$ und $^{15}N'$-Mengen von Lysin, Histidin und Arginin einzelner Muskelpartien

(Atom-% ^{15}N excess and amount of ^{15}N excess in lysine, histidine, and arginine in different muscle parts)

Hennen-Nr. (Hen No.)	Lys Atom-% $^{15}N'$ (Atom-% ^{15}N excess)	µg	$^{15}N'$ %* (^{15}N excess %*)	His Atom-% $^{15}N'$ (Atom-% ^{15}N excess)	µg	$^{15}N'$ %* (^{15}N excess %*)	Arg Atom-% $^{15}N'$ (Atom-% ^{15}N excess)	µg	$^{15}N'$ %* (^{15}N excess %*)
	Brust (Breast)								
1	0,04	297	1,62	0,03	115	0,63	0,03	267	1,46
2	0,01	80	0,40	0,02	98	0,49	0,03	302	1,48
3	0,03	188	0,89	0,03	100	0,47	0,01	76	0,36
	Bein (Leg)								
1	0,05	298	1,19	0,10	319	1,27	0,02	137	0,55
2	0,06	418	2,04	0,08	300	1,47	0,02	164	0,82
3	0,06	351	1,46	0,07	216	0,90	0,01	69	0,29
	Herz (Heart)								
1	0,05	8	0,60	0,09	7	0,53	0,01	2	0,15
2	0,03	5	0,39	0,09	8	0,62	0,01	2	0,16
3	0,07	11	0,72	0,09	8	0,52	0,01	2	0,13

* Aminosäuren-^{15}N-Anteil am gesamten $^{15}N'$
(^{15}N in amino acids as percentage of total ^{15}N excess)

stimmt der Atom-% $^{15}N'$ für Lysin und Histidin gut überein (Tab. 7), allerdings kommt die Markierung bei weitem nicht an die des Gesamt-N heran (Tab. 5). Der Anteil des $^{15}N'$ der basischen Aminosäuren an der gesamten $^{15}N'$-Menge des Herzens beträgt <2 %. Zwar ist dieser Anteil für die Skelettmuskulatur etwas höher, jedoch ebenfalls unbedeutend.

3.8. Gehalt der Muskelproteine an verzweigtkettigen Aminosäuren

In der Beinmuskulatur ist der Anteil der verzweigtkettigen Aminosäuren niedriger als in der Herz- und Brustmuskulatur (Tab. 8). Auch bei weiblichen und männlichen Puten lag der Gehalt dieser drei Aminosäuren im Protein in der Schenkelmuskulatur niedriger als in der weißen Brustmuskulatur (SCOTT, 1959). Der ^{14}N-Anteil am gesamten ^{14}N des jeweiligen Muskels liegt in allen Fällen aufgrund der Molekülgröße unter dem Anteil der Aminosäure im Rohprotein.

Tabelle 8 (Table 8)

Mittlerer Gehalt der Muskelpartien an verzweigtkettigen Aminosäuren
(Mean content of branched-chain amino acids in muscle parts)

Muskelart (Muscles)	Val mg/16,67 mg N $\bar{x}$	$s\pm$	Ile mg/16,67 mg N $\bar{x}$	$s\pm$	Leu mg/16,67 mg N $\bar{x}$	$\pm$
Brust (Breast)	4,83	0,41	4,78	0,53	8,06	0,67
Bein (Leg)	3,87	0,29	3,99	0,23	6,93	0,42
Herz (Heart)	4,94	0,47	4,48	0,25	8,40	0,32

Tabelle 9 (Table 9)

Atom-% $^{15}N'$ und $^{15}N'$-Mengen von Valin, Isoleuzin und Leuzin einzelner Muskelpartien
(Atom-% ^{15}N excess und amount of ^{15}N excess in valine, isoleucine, and leucine of different muscle parts)

Hennen-Nr. (Hen no.)	Val Atom-% $^{15}N'$ (Atom-% ^{15}N excess)	µg	$^{15}N'$ %* (^{15}N excess %*)	Ileu Atom-% $^{15}N'$ (Atom-% ^{15}N excess)	µg	$^{15}N'$ %* (^{15}N excess %*)	Leu Atom-% $^{15}N'$ (Atom-% ^{15}N excess)	µg	$^{15}N'$ %* (^{15}N excess %*)
	Brust (Breast)								
1	0,19	561	3,06	0,10	249	1,36	0,10	435	2,37
2	0,16	496	2,48	0,10	294	1,47	0,09	421	2,10
3	0,15	323	1,52	0,14	258	1,22	0,16	512	2,41
	Bein (Leg)								
1	0,27	466	1,86	0,18	305	1,22	0,14	414	1,65
2	0,19	433	2,12	0,14	286	1,40	0,12	426	2,08
3	0,27	473	1,96	0,18	282	1,17	0,14	379	1,57
	Herz (Heart)								
1	0,26	16	1,20	0,20	10	0,75	0,36	35	2,63
2	0,26	18	1,40	0,20	12	0,93	0,26	28	2,17
3	0,28	21	1,37	0,24	14	0,92	0,29	31	2,03

* Aminosäuren-$^{15}N'$-Anteil am gesamten $^{15}N'$
(^{15}N in amino acids as percentage of total ^{15}N excess)

3.9. Atom-% ^{15}N' und ^{15}N'-Mengen der verzweigtkettigen Aminosäuren

Die verzweigtkettigen Aminosäuren (Tab. 9) sind höher markiert als die basischen (Tab. 7). Für jene Aminosäuren ist der Einbau in die Beinmuskulatur massiver als in die Brustmuskulatur. Der Herzmuskel weist in der Regel eine höhere Markierung auf als der Beinmuskel, besonders deutlich trifft das für Leuzin zu. Sein Abbau erfolgt über die Desaminierung und Dekarboxylierung (BERGNER und KETZ, 1969). Da Leuzin an Transaminierungen teilnimmt, kann auch die α-Ketoisokapronsäure nach Aminierung zur Leuzinsynthese genutzt werden.

3.10. Gehalt der Muskelproteine an Threonin und aromatischen Aminosäuren

Der Gehalt an Threonin im Eiweiß der roten Beinmuskulatur ist geringfügig niedriger als der der Brust- und Herzmuskulatur. Das gleiche trifft auch für die Aromaten zu (Tab. 10). SCOTT (1959) konnte im Rohprotein der Brustmuskulatur weiblicher Puten einen mittleren Gehalt an Threonin von 3,9 %, an Phenylalanin von 3,7 % und an Tyrosin von nur 1,5 % nachweisen. Der Anteil des Stickstoffes mit natürlicher isotoper Häufigkeit dieser Aminosäuren an der gesamten ^{14}N-Menge des jeweiligen Muskels beträgt bei Tyrosin und Phenylalanin fast genau die Hälfte wie die der Aminosäuren im Protein; für Threonin macht es zwei Drittel aus.

Tabelle 10 (Table 10)
Mittlerer Gehalt der Muskelpartien an Threonin, Tyrosin und Phenylalanin
(Mean content of threonine, tyrosine, and phenylalanine in muscle parts)

Muskelart (Muscles)	Thr mg/16,67 mg N $\bar{x}$	$s\pm$	Tyr mg/16,67 mg N $\bar{x}$	$s\pm$	Phe mg/16,67 mg N $\bar{x}$	$s\pm$
Brust (Breast)	3,98	0,34	2,58	0,28	3,70	0,29
Bein (Leg)	3,56	0,16	2,26	0,09	3,28	0,15
Herz (Heart)	4,22	0,36	2,74	0,13	4,23	0,48

3.11. Atom-% ^{15}N' und ^{15}N'-Mengen des Threonins und der aromatischen Aminosäuren

Die Markierung des Threonins in der Brust ist von den drei Muskelarten am geringsten. Im Atom-% ^{15}N' der aromatischen Aminosäuren bestehen zwischen den Muskelpartien keine Unterschiede; das gleiche trifft für die Markierung zwischen Tyrosin und Phenylalanin zu (Tab. 11). Die ^{15}N'-Menge in Prozent an der gesamten ^{15}N'-Menge des Brustmuskels ist mit Abstand am höchsten, gefolgt von der Bein- und Herzmuskulatur; die gleiche Tendenz ist für Tyrosin ablesbar. Ebenso wie die Tyrosinanteile liegen die für Phenylalanin unter 1 %.

3.12. Gehalt der Muskelproteine an Serin und sauren Aminosäuren

Im Gehalt an Serin und den sauren Aminosäuren unterscheiden sich die Muskelarten nur unwesentlich (Tab. 12). Die Streuung ist bei den sauren Aminosäuren relativ niedriger als beim Serin.

Tabelle 11 (Table 11)

Atom-% $^{15}N'$ und $^{15}N'$-Mengen von Threonin, Tyrosin und Phenylalanin einzelner Muskelpartien

(Atom-% ^{15}N excess and amount of ^{15}N excess of threonine, tyrosine and phenylalanine in different muscle parts)

Hennen-Nr. (Hen no.)	Thr Atom-% $^{15}N'$ (Atom-% ^{15}N excess)	µg	$^{15}N'$ %* (^{15}N excess %*)	Tyr Atom-% $^{15}N'$ (Atom-% ^{15}N excess)	µg	$^{15}N'$ %* (^{15}N excess %*)	Phe Atom-% $^{15}N'$ (Atom-% ^{15}N excess)	µg	$^{15}N'$ %* (^{15}N excess %*)
	Brust (Breast)								
1	0,16	381	2,08	0,14	126	0,69	0,10	154	0,84
2	0,18	454	2,27	0,12	141	0,70	0,11	191	0,95
3	0,15	261	1,23	0,14	107	0,50	0,13	152	0,72
	Bein (Leg)								
1	0,21	353	1,41	0,11	78	0,31	0,18	200	0,80
2	0,17	334	1,63	0,12	98	0,48	0,13	171	0,84
3	0,21	326	1,35	0,20	131	0,54	0,19	196	0,81
	Herz (Heart)								
1	0,24	14	1,05	0,16	4	0,30	0,12	4	0,30
2	0,27	14	1,09	0,17	4	0,31	0,13	6	0,47
3	0,26	16	1,05	0,21	5	0,33	0,15	7	0,46

* Aminosäuren-$^{15}N'$-Anteil am gesamten $^{15}N'$
(^{15}N excess in amino acids as percentage of total ^{15}N excess)

Tabelle 12 (Table 12)

Mittlerer Gehalt der Muskelpartien an Serin, Glutamin- und Asparaginsäure

(Mean content of serine, glutamic acid, and aspartic acid in muscle parts)

Muskelart (Muscles)	Ser mg/16,67 mg N $\bar{x}$	$s\pm$	Glu mg/16,67 mg N $\bar{x}$	$s\pm$	Asp mg/16,67 mg N $\bar{x}$	$s\pm$
Brust (Breast)	3,28	0,27	13,80	1,07	8,91	0,75
Bein (Leg)	3,18	0,14	13,19	0,63	7,86	0,44
Herz (Heart)	3,52	0,37	13,28	0,53	8,59	0,58

3.13. Atom-% $^{15}N'$ und $^{15}N'$-Mengen des Serins und der sauren Aminosäuren einzelner Muskelpartien

Der Atom-% $^{15}N'$ des Serins ist zwischen den Muskelarten kaum verschieden (Tab. 13). Dagegen ist die Markierung der Glutaminsäure der kardialen Muskulatur um das 2 ... 3fache höher als die der Skelettmuskulatur. Auch in der Asparaginsäure des Herzens liegt der Atom-% $^{15}N'$ in der Tendenz höher als in der Bein- und Brustmuskulatur.

Der Anteil des Glutaminsäure-$^{15}N'$ am gesamten $^{15}N'$ der jeweiligen Muskulatur in % ist zwischen den einzelnen Muskelchargen gleich. Die anteilige Serin- und Asparaginsäuremarkierung ist dagegen in der kardialen Muskulatur geringer als in der Skelettmuskulatur.

Tabelle 13 (Table 13)

Atom-% ^{15}N' und ^{15}N'-Mengen von Serin, Glutaminsäure und Asparaginsäure einzelner Muskelpartien

(Atom-% ^{15}N excess and amount of ^{15}N excess of serine, glutamic acid, and aspartic acid in different muscle parts)

Hennen-Nr. (Hen no.)	Ser Atom-% ^{15}N' (Atom-% ^{15}N excess)	µg	^{15}N' %* ^{15}N excess %*)	Glu Atom-% ^{15}N' (Atom-% ^{15}N excess)	µg	^{15}N' % (^{15}N excess %)	Asp Atom-% ^{15}N' (Atom-% ^{15}N excess)	µg	^{15}N' % (^{15}N excess %)
	Brust (Breast)								
1	0,24	538	2,94	0,23	1524	8,31	0,18	842	4,59
2	0,23	533	2,66	0,21	1489	7,43	0,17	876	4,37
3	0,30	489	2,30	0,28	1376	6,48	0,16	556	2,62
	Bein (Leg)								
1	0,38	663	2,65	0,30	1513	6,04	0,20	658	2,63
2	0,28	540	2,64	0,24	1421	6,95	0,18	711	3,48
3	0,34	537	2,23	0,29	1348	5,59	0,21	638	2,65
	Herz (Heart)								
1	0,33	16	1,20	0,60	86	6,47	0,26	25	1,88
2	0,33	18	1,40	0,56	81	6,28	0,27	28	2,17
3	0,31	19	1,24	0,74	113	7,38	0,24	27	1,76

* Aminosäuren-^{15}N'-Anteil am gesamten ^{15}N'
(^{15}N excess in amino acids as percentage of total ^{15}N excess)

3.14. Gehalt der Muskelproteine an Alanin, Prolin und Glyzin

Der Gehalt an Alanin ist zwischen den Muskelarten kaum verschieden (Tab. 14). Auch COUCH u. a. (1972) ermittelten bei 8 Wochen alten Broilerzuchthennen Werte in der gleichen Größenordnung, die zwischen Herz-, Bein- und Brustmuskulatur gleich waren. Die Aminosäure Prolin in Prozent des Brustmuskelproteins lag nach Ergebnissen von COUCH u. a. (1972) bedeutend unter der der Bein- und Herzmuskulatur; das gleiche traf für Glyzin zu. Auch wir konnten die gleiche Tendenz nachweisen.

Tabelle 14 (Table 14)

Mittlerer Gehalt der Muskelpartien an Alanin, Prolin und Glyzin

(Mean content of alanine, proline, and glycine in muscle parts)

Muskelart (Muscles)	Ala mg/16,67 mg N $\bar{x}$	$s\pm$	Pro mg/16,67 mg N $\bar{x}$	$s\pm$	Gly mg/16,67 mg N $\bar{x}$	$s\pm$
Brust (Breast)	5,76	0,63	3,46	0,28	4,60	0,32
Bein (Leg)	5,18	0,15	3,88	0,08	5,48	0,45
Herz (Heart)	5,65	0,56	4,25	0,37	6,03	0,65

3.15. Atom-% $^{15}N'$ und $^{15}N'$-Mengen des Alanins, Prolins und Glyzins

Tabelle 15 (Table 15)
Atom-% $^{15}N'$ und $^{15}N'$-Mengen von Alanin, Prolin und Glyzin einzelner Muskelpartien
(Atom-% ^{15}N excess and amount of ^{15}N excess in alanine, proline, and glycine of different muscle parts)

Hennen-Nr. (Hen no.)	Ala Atom-% $^{15}N'$ (Atom-% ^{15}N excess)	µg	$^{15}N'$ %* (^{15}N excess %*)	Pro Atom-% $^{15}N'$ (Atom-% ^{15}N excess)	µg	$^{15}N'$ % ^{15}N excess %)	Gly Atom-% $^{15}N'$ (Atom-% ^{15}N excess)	µg	$^{15}N'$ % (^{15}N excess %)
	Brust (Breast)								
1	0,16	744	4,06	0,13	284	1,50	0,22	929	5,07
2	0,17	844	4,21	0,14	305	1,50	0,21	989	4,94
3	0,21	683	3,22	0,19	304	1,43	0,25	812	3,83
	Bein (Leg)								
1	0,28	874	3,49	0,18	330	1,32	0,33	1257	5,02
2	0,22	834	4,08	0,11	235	1,15	0,26	1163	5,69
3	0,26	834	3,46	0,19	359	1,49	0,25	1094	4,54
	Herz (Heart)								
1	0,36	32	2,41	0,18	10	0,75	0,36	45	3,38
2	0,27	29	2,25	0,16	10	0,78	0,28	42	3,26
3	0,34	38	2,48	0,20	12	0,78	0,37	44	2,88

* Aminosäuren-$^{15}N'$-Anteil am gesamten $^{15}N'$
(^{15}N excess in amino acids as percentage of total ^{15}N excess)

Von den letzten drei nichtessentiellen Aminosäuren ist die Markierung von Prolin in allen drei Muskelarten gleich (Tab. 15). Im Mittel steigt der Atom-% $^{15}N'$ des Alanins und Glyzins von der Muskulatur der Brust über die des Beines zum Herzen an. Der Anteil des Prolin-$^{15}N'$ am gesamten $^{15}N'$ ist in der Brust- und Beinmuskulatur gleich, im Herzen allerdings sowohl für Alanin, Prolin und Glyzin niedriger (Tab. 15).

3.16. Wertung der Inkorporation des Harnstoff-$^{15}N'$ in die essentiellen und nichtessentiellen Aminosäuren

Wir haben die in den vorstehenden Tabellen ausgewiesenen $^{15}N'$-Mengen der essentiellen und nichtessentiellen Aminosäuren zusammengefaßt und diese zur aufgenommenen Menge relativiert (Tab. 16).

Aus dieser Zusammenstellung geht hervor, daß die Inkorporationsrate in die Muskulatur unbedeutend ist. In den 9 essentiellen Aminosäuren sind es bei allen 3 Versuchstieren $<0{,}1$ % $^{15}N'$ von der $^{15}N'$-Aufnahme.

In der graphischen Darstellung 1 haben wir die gesamte nachgewiesene $^{15}N'$-Menge = 100 gesetzt und die essentiellen Aminosäuren in die basischen, verzweigtkettigen, aromatischen Aminosäuren mit Threonin sowie die 6 nichtessentiellen in 2 Gruppen zusammengestellt. Demnach beträgt der Anteil des $^{15}N'$ der 6 nichtessentiellen Aminosäuren in allen drei Muskelarten zwei Drittel an der $^{15}N'$-Summe. Bemerkenswerterweise ist nach dieser Darstellung der Anteil der basischen Aminosäuren im Herzmuskel doppelt so hoch wie der der Brust- bzw. Beinmuskulatur. Die

Tabelle 16 (Table 16)

Verteilung des Harnstoff-^{15}N' in die essentiellen und nichtessentiellen Aminosäuren von Brust- und Beinmuskulatur in % der ^{15}N'-Aufnahme

(Distribution of urea ^{15}N excess on essential and nonessential amino acids of breast and leg muscles in % of ^{15}N excess intake)

Muskelart (Muscles)	Henne 1 essentielle (Essential)	(Hen 1) nicht-essentielle (Non-essential)	Henne 2 (Hen 2) essentielle (Essential)	nicht-essentielle (Non-essential)	Henne 3 (Hen 3) essentielle (Essential)	nicht-essentielle (Non-essential)
Brust (Breast)	0,09	0,17	0,08	0,18	0,08	0,15
Bein (Leg)	0,09	0,18	0,09	0,17	0,08	0,17

Nutzung des Harnstoff-N für die Synthese des Muskeleiweißes ist somit sehr gering. Die Einbauraten in die essentiellen Aminosäuren sind niedrig, diese werden zum Teil bakteriell gebildet. Das Geflügel verfügt über eine umfangreiche Lumen- und Haftflora (HENNIG, 1982), letztere ist bereits im Kropf vorhanden. Einige Aminosäuren werden auch durch Transaminierungsvorgänge gebildet (BERGNER und KETZ, 1969). Da jedoch die Rationen des Geflügels ausreichend nichtessentielle Aminosäuren enthalten (HENNIG, 1972), ist der Zusatz des Harnstoffes nicht relevant.

Zusammenfassung

3 kolostomierte Legehybriden erhielten 6 Tage zu einer produktionsüblichen Ration 1 % ^{15}N-markierten Harnstoff mit 96,06 Atom-% ^{15}N-Überschuß (^{15}N'). Nach der Applikation der gleichen Ration mit unmarkiertem Harnstoff in den folgenden 2 Tagen erfolgte die Schlachtung der Tiere. In der Muskulatur der Brust, des Beines und des Herzens erfolgte die Ermittlung der Markierung des gesamten Stickstoffes sowie die Inkorporation des Harnstoff-^{15}N' in 15 Aminosäuren der 3 Muskelarten.

Im Mittel konnten zwischen dem Atom-% ^{15}N' der Muskulatur des Skelettes und des Herzens bedeutende Unterschiede festgestellt werden. Für die Brust- und Beinmuskulatur betrug der ^{15}N' 0,25 bzw. 0,34 Atom-%; für die kardialen Proteine 0,71 Atom-% ^{15}N'. Der Einbau des Harnstoff-^{15}N in die basischen Aminosäuren ist gering und variiert sowohl zwischen den Muskelarten als auch Aminosäuren.

Von den essentiellen Aminosäuren sind Valin, Isoleuzin und Leuzin im Mittel am höchsten markiert: der mittlere Atom-% ^{15}N' beträgt für die Muskulatur der Brust 0,13, des Beines 0,17 und des Herzens 0,27; der ^{15}N'-Anteil der verzweigtkettigen Aminosäuren am gesamten ^{15}N' des jeweiligen Muskels beträgt entsprechend 6,0 %, 5,0 % bzw. 4,5 %.

Die nichtessentiellen Aminosäuren, insonderheit die Glutaminsäure, sind in den Muskeln höher markiert als die essentiellen. In der Brustmuskulatur konnte für Glutaminsäure ein ^{15}N' von 0,24 Atom-%, in der des Beines von 0,27 Atom-% und im Herzmuskel ein ^{15}N' von 0,64 Atom-% nachgewiesen werden. Der mittlere Anteil des ^{15}N' dieser sauren Aminosäure am jeweiligen ^{15}N' ist für die Brust-, Bein- bzw. Herzmuskulatur 7,4 %, 6,2 % bzw. 6,7 %. Der Anteil des ^{15}N' der 6 nichtessentiellen Aminosäuren am gesamten ^{15}N' beträgt bei allen 3 Muskelarten annähernd zwei

Drittel und für die 9 essentiellen ein Drittel des gesamten $^{15}N'$. Die Ergebnisse besagen, daß zwar ein geringer Einbau des $^{15}N'$ aus Harnstoff in die Aminosäuren der Muskelproteine erfolgt, aber ihr Beitrag ist für die Bedarfsdeckung als nicht relevant anzusehen.

Резюме

К. Грун

Об использовании мочевины, меченой ^{15}N, курами-несушками. 7-ое сообщ.: Включение ^{15}N в аминокислоты различных видов мышц

3 колостомированные курицы (гибриды для яйцекладки) получили за 6 дней нормальный хозяйственный рацион с добавкой 1 % ^{15}N-мочевины с 96,06 атомных % избытка ^{15}N ($^{15}N'$). После аппликации этого самого количества только с немеченой мочевиной в течение 2 дня птицы убились. В мышцах груди, ноги и сердца определилось мечение общего азота; кроме того определилось включение $^{15}N'$-мочевины в 15 аминокислот этих 3 видов мышц.

Средние атом-% $^{15}N'$ мышц костяка и сердца отличались значительно. В отдельном определились 0,25 атом-% $^{15}N'$ для мышц сердца, 0,34 для мышц ноги и 0,71 для протеинов сердца. Включение ^{15}N-мочевины в основные аминокислоты являлось незначительным и отличается и между видами мышц и между аминокислотами.

Наивысшее среднее мечение незаменимых аминокислот наблюдали у валина, изолейцина, и лейцина; средние атом-% $^{15}N'$ мышц составили для груди 0,13, для ноги 0,17 и 0,27 для сердца. Доля $^{15}N'$ в. у. аминокислот от общего $^{15}N'$ каждой мышцы была в самом порядке 6,0 %, 5,0 % и 4,5 %.

Мечение мышц было у заменимых аминокислот — особенно у глютаминовой кислоты — выше незаменимых. Относительно глютаминой кислоты определились в мышцах следующие атом-% $^{15}N'$: 0,24 у груди, 0,27 у ноги и 0,64 у сердца. Как средняя доля $^{15}N'$ этой кислой аминокислоты от общего $^{15}N'$ мышц груди, ноги и соответственно, сердца определились 7,4 %, 6,2 % и 6,7 %. Доля $^{15}N'$ 6 заменимых аминокислот, от общего $^{15}N'$ составила у всех 3 видов мышцы ириблизительно $^2/_3$ и от 9 незаменимых амк $^1/_3$.

Результаты ссылают на незначительное включение $^{15}N'$ в аминокислоты протеинов мышц из мочевины, но для покрытия потребности это не имеет значение.

Summary

K. Gruhn

On the utilization of ^{15}N labelled urea in laying hens. 7. ^{15}N incorporation into the amino acids of various kinds of muscles

3 colostomized laying hybrids received 1 % ^{15}N labelled urea with 96.06 atom-% ^{15}N excess ($^{15}N'$) with a commercial ration over a period of 6 days. After the application of the same ration with unlabelled urea on the following 2 days the animals were

butchered. In the muscles of the breast, the leg and the heart, the labelling of total nitrogen and the incorporation of urea $^{15}N'$ into 15 amino acids of the 3 different kinds of muscles were ascertained.

On average, significant differences could be ascertained between the atom-% ^{15}N of the muscles of the skeleton and those of the heart. The $^{15}N'$ of the breast and leg muscles was 0.25 and 0.34 atom-% resp.; that of the cardial proteins 0.71 atom-% $^{15}N'$. The incorporation of urea ^{15}N into the basic amino acids is low and varies both between the kinds of muscles and between the amino acids.

On average the highest level of labelling was found among the essential amino acids valine, isoleucine and leucine; the average atom-% $^{15}N'$ for the muscles of the breast is 0.13, of the leg 0.17, and of the heart 0.27; the $^{15}N'$ quota of branched chain amino acids in the total $^{15}N'$ of the respective muscle is accordingly 6.0 %, 5.0 % and 4.5 %.

The non-essential amino acids, particularly glutamic acid, are more highly labelled in the muscles than the essential ones. A $^{15}N'$ for glutamic acid of 0.24 atom-% in the breast muscles, of 0.27 atom-% in those of the legs and of 0.64 atom-% in the heart muscle could be detected. The average quota of the $^{15}N'$ of these acid amino acids in the $^{15}N'$ for breast, leg and heart muscles is 7.4, 6.2 and 6.7 resp. The quota of the $^{15}N'$ in the 6 non-essential amino acids in the total $^{15}N'$ in all 3 kinds of muscles is approximately two thirds and in the 9 essential ones one third of the total $^{15}N'$. Although the results show that there is a certain incorporation of $^{15}N'$ from urea into the amino acids of the muscle proteins, their contribution to meeting the demands is to be considered irrelevant.

Literaturverzeichnis

[1] BERGNER, H. und H.-A. KETZ: Verdauung, Resorption, Intermediärstoffwechsel bei landwirtschaftlichen Nutztieren. VEB Dtsch. Landwirtschaftsverlag Berlin, S. 263ff. (1969)
[2] CHAIN, E. B. and P. M. SENDER: Biochem. J. **129**, 13 p (1972)
[3] COUCH, J. R., J. H. TRAMMELL, J. COOPER, F. M. FARR and W. W. ABBOTT: Brit. Poultry Sci. **13**, 425 (1972)
[4] FAUST, H.: Isotopenpraxis **3**, 100 (1967)
[5] GAN, J. C. and H. JEFFAY: Biochim. Biophys. Acta 252, 125 (1971)
[6] GRUHN, K., B. RAUE, G. RICHTER und A. HENNIG: Arch. Tierernähr. **24**, 619 (1974)
[7] GRUHN, K. und R. SCHUBERT: Arch. Tierernähr. **25**, 183 (1975)
[8] GRUHN, K., G. JAHREIS und A. HENNIG: Arch. Tierernähr. **29**, 359 (1979)
[9] HENNIG, A.: Grundlagen der Fütterung, Teil 2, VEB Dtsch. Landwirtschaftsverlag Berlin, 2. Aufl., S. 690ff. (1972)
[10] HENNIG, A.: Ergotropika. Stoffwechsel- und verzehrsregulierende Substanzen für landwirtschaftliche Nutztiere. VEB Dtsch. Landwirtschaftsverlag Berlin, S. 52ff. (1982)
[11] JAHREIS, G.: Arch. Tierernähr. **26**, 551 (1976)
[12] JAMROZ, D. und K. GRUHN: Arch. Tierernähr. **24**, 421 (1974)
[13] KAGAN, A. and S. L. BALLOUN: Brit. Poultry Sci. **17**, 403 (1976)
[14] MACHLIN, L. J. and R. S. GORDON: Poultry Sci. **36**, 1137 (1957)
[15] MARUYAMA, K., M. L. SUNDE and R. W. SWICK: Biochem. J. **176**, 573 (1978)
[16] MEIER, G. und G. MÜLLER: Isotopenpraxis **1**, 53 (1965)
[17] NARAYANAN, N. and J. EAPEN: Indian J. Exp. Biol. **12**, 340 (1974)
[18] NIKLAS, A., E. QUINCKE, W. MAURER und H. NEYEN: Biochem. Z. **330**, 1 (1958)
[19] PARTMANN, W.: Zeitschr. Lebensmittel-Unters., – Forschung **133**, 289 (1967)

[20] Scott, M. L.: J. Amer. Dietetic Assoc. **35**, No. 3 (1959)
[21] Tylečeк, J. und F. Špaček: Biol. Chem. výživy zvířat **7**, 249 (1971)
[22] Waterlow, J. C. and J. M. L. Stephen: Brit. J. Nutrit. **20**, 461 (1966)

Eingegangen: 10. Juli 1984

Anschrift des Autors:

Dr. sc. agr. K. Gruhn
Sektion Tierproduktion und Veterinärmedizin
der Karl-Marx-Universität Leipzig
Wissenschaftsbereich Tierernährungschemie
Dornburger Str. 24, DDR - 6900 Jena

Arch. Anim. Nutr., Berlin 37 (1987) 1, 63–68

Academy of Agricultural Sciences of the GDR
Research Centre for Animal Production Dummerstorf-Rostock
Department of Animal Nutrition „Oskar Kellner"

J. Voigt and B. Piatkowski

Ruminal protein degradation and protein value of feeds

1. Introduction

The protein value of feeds for ruminants is determined essentially by the amount of protein and amino acids present at the duodenum. Duodenal protein is the resultant of the feed protein undegraded in the rumen (bypass protein) and the synthesised microbial protein. Whilst the microbial protein is a function of the organic matter truely or apparently fermented in the rumen, the feed protein amount at the duodenum is known to depend upon the extent of protein degradation in the rumen. Accordingly, the new systems of protein evaluation for ruminants include the partial calculation of the duodenal protein (Satter and Roffler, 1974; Burroughs et al., 1975; Kaufmann, 1977 and 1979; Roy et al., 1977; Verite et al., 1979; Chalupa, 1980; Gabel, 1983).

Values ranging from 0.15 to 0.25 g crude protein/g of organic matter apparently fermented in the rumen are reported in the systems for microbial protein yield. As the apparently fermented organic matter in general is not defined for individual feeds or diets, for the expression there of use is made of the apparently digestible organic matter in the whole tract (Verite et al., 1979; Gabel, 1983), of metabolisable energy (Roy et al., 1977), of net energy (Kaufmann, 1977) or of the apparently digestible nutrients (TDN) (Satter and Roffler, 1975; Burroughs et al., 1975). This approach appears to be warranted because there is a close relationship between apparently fermented organic matter and apparently digestible organic matter. According to Hagemeister et al. (1980) and Broster and Oldham (1981) apparently fermented organic matter accounts for 60 to 65 percent of apparently digestible organic matter.

When calculating the bypass protein, one proceeds either from an average value of feed protein degradation in the rumen (Kaufmann, 1977; 1979; Satter and Roffler, 1975; Gabel, 1983), or from fermentation classes (Roy et al., 1977; Chalupa, 1980), or from a specific degree of fermentation of the individual feeds (Burroughs et al., 1975; Verite et al., 1979).

Now, the question arises whether the fermentation of organic matter and protein in the rumen may be looked at separately one from another, as already practiced in the new systems of protein evaluation. Therefore, in the present paper the degradation of crude protein (CP) and dry matter (DM) of various feeds was investigated.

2. Material and methods

2.1. Animals and feeding

The experiments were performed on 2 dry cows of the Black-Pied dairy breed (live weight of 537 and 554 kg, respectively) provided with large rumen fistulas. The daily ration consisted of 2 kg of dehydrated forage, 2 kg of hay, 1 kg of straw, 1.5 kg of barley, 0.5 kg of dried sugar-beet pulp, 0.1 kg of extracted soybean meal and 0.13 kg mineral-vitamin mix. The ration contained 3,100 energetic feed units (cattle) and a CP content of 13 % in the DM. The ration was fed daily at 7.00 and 16.00 hours in two equal parts.

2.2. Feeds investigated

The feeds under study (see Table 1) were largely used in a native form. The chop length of the forages in bags was 5 to 20 mm.

Table 1

Relationship between CP degradation (x) and DM degration (y) of feeds in the rumen

Feed	n	$y=$	b_0+b_1	$\langle b_1-s_{b1}t;\ b_1+s_{b1}t\rangle$	x	r
Meadow grass, 1st cut	47	$y=$	0.5+0.81	<0.75; 0.87>	x	0.97
" " , 2nd cut	47	$y=$	−1.6+0.76	<0.70; 0.81>	x	0.97
" " , hay	47	$y=$	2.6+0.84	<0.77; 0.91>	x	0.96
Cocks-foot, 1st cut	132	$y=$	7.0+0.79	<0.76; 0.82>	x	0.80
" " , 2nd cut	118	$y=$	0.4+0.85	<0.81; 0.88>	x	0.98
" " , silage	89	$y=$	−59.7+1.51	<1.39; 1.64>	x	0.94
Ryegrass, hay	128	$y=$	1.6+0.81	<0.72; 0.90>	x	0.85
" , silage	144	$y=$	−26.1+1.06	<0.89; 1.22>	x	0.73
Alfalfa/grass, fresh and preserved	119	$y=$	6.8+0.84	<0.78; 0.91>	x	0.92
Alfalfa, fresh	164	$y=$	− 3.2+0.76	<0.71; 0.82>	x	0.91
" , hay	39	$y=$	0.2+0.64	<0.59; 0.68>	x	0.98
" , silage	38	$y=$	−13.4+1.21	<1.11; 1.31>	x	0.97
" , silage+HCOH	189	$y=$	11.3+0.63	<0.59; 0.66>	x	0.93
Extracted soybean meal	16	$y=$	21.2+0.76	<0.70; 0.84>	x	0.99
" " " +HCOH	16	$y=$	26.9+0.82	<0.78; 0.86>	x	1.0

[1] t (df; 0.975)

2.3. Working methods

The studies were performed by means of the nylon bag technique (see VOIGT and PIATKOWSKI, 1983 a). Following this technique, 5 g of the feeds (DM basis) placed into polyamide fabric bags (100×150 mm, 50 to 65 μm pore size), were exposed to ruminal fermentation for 0, 3, 6, 12 and 24 hours, respectively, starting from the morning meal. DM (at 105 °C) and CP (by the *Kjeldahl* method) were determined from the thoroughly washed, dried (at 65 °C) and ground fermentation residues.

2.4. Statistical analysis

From each sample and incubation time DM and CP degradations in the rumen were calculated as percentage of the amount weighed in. Statistical analysis was done following model II of simple linear regression.

3. Results

All feeds investigated revealed a significantly positive relationship between DM and CP degradation in the rumen (Table 1). The regression coefficient b_1 (CP degradation as regressor) was found to range from 0.63 o 1.51, averaging 0.87. This means that at a variation of CP degradation by 10 percent DM degradation will vary accordingly by 8.7 percent.

4. Discussion

The relationship shown between DM degradation and CP degradation of feeds in the rumen has effects on post-ruminal protein passage in terms of a compensation between microbial protein and bypass protein. Feeds whose protein fraction is fermented in the rumen but to a small extent, do provide much bypass protein but correspondingly little energy for the microbial protein synthesis. The case is vice-versa in feeds of high protein degradation rate. Thus the negative relationship between microbial N yield (g/100 g of apparently digestible organic matter) and share of bypass protein in crude protein, as found in earlier in vivo investigations (Voigt and Piatkowski, 1983b; Gabel, 1985) finds its explanation.

The model calculation referred to Table 2 shows that the extent of protein degradation in feeds with a CP concentration of less than 20 percent is without influence on post-ruminal protein passage. Only with higher CP levels the post-ruminal protein passage increases as the protein degradation rate in the rumen decreases. The

Table 2

Influence of ruminal CP[1] degradation rate on CP passage at the duodenum (g/kg DM intake) in dependence on CP concentration of the feed (model calculation at a coefficient of regression between DM degradation and CP degradation of $b_1 = 0.87$ and 15 g microbial CP/100 g fermentable DM)

g CP/kg DM	80 % degradation Bypass protein[2]	Microbial CP[3]	Sum	60 % degradatiom Bypass protein	Microbial CP[4]	Sum
110	22	105	127	44	79	123
130	26	105	131	52	79	131
150	30	105	135	60	79	139
170	34	105	139	68	79	147
200	40	105	145	80	79	159
250	50	105	155	100	79	179
500	100	105	205	200	79	279

[1] Crude protein [2] Undegraded feed protein [3] DM fermentation rate 70 % (7.0×15)
[4] DM fermentation rate 53 % (5.3×15)

partial calculation of the duodenal crude protein supply from bypass protein of the individual feeds and from microbial crude protein (energy intake × microbial protein yield/energy unit), as provided for in the afore-mentioned new models of protein evaluation, thus leads to systematic errors unelss the relationship between dry matter degradation and protein degradation is considered. For example, the PDI-System (VERITE et al., 1979) reveals a difference between wheat and maize in CP passage at the duodenum of 20 g/kg DM intake in favour of maize. As expected, this difference was not confirmed in experiments on cows conducted by LEBZIEN et al. (1983).

The compensation between bypass protein and microbial protein might also be the reason why no increase of performance was observed in several dairy cow and growth experiments using rations with a higher bypass protein share (REYNOLDS et al., 1978; TAYLOR et al., 1979; THOMSON and CAMMELL, 1979; GRUMMER and CLARK, 1980; FOLMAN et al., 1981; ERDMAN and VANDERSALL, 1983; FORSTER et al., 1983; CASTLE and WATSON, 1984).

According to findings available, only high-protein feeds would allow to influence the post-ruminal protein supply through a change in ruminal protein degradation. Ration balancing based on bypass protein must be looked at very critically when proceeding from constant factors for matter transformation in the rumen.

Summary

The relationship between dry matter (DM) degradation and crude protein (CP) degradation in the dairy cow's rumen was determined with a view to defining the protein value of feeds for ruminants. The nylon bag technique was applied for these studies. For all the feeds investigatet (green fodder and preserves from cocks-foot, ryegrass, alfalfa/grass and meadow grass, as well as alfalfa, extracted soybean meal) a significantly positive relationship was found to exist between the levels of DM and CP degradation ($r = 0.73$ to 1.0). The regression coefficient b_1 (CP degradation as regressor) was found to average 0.87.

The positive relationship between DM degradation and CP degradation implies that microbial protein amount and unfermented feed protein at the duodenum are negatively correlated. Model calculations show that, on account of the compensation between microbial protein and feed protein at the duodenum, in feeds with a CP concentration below 200 g/kg DM, the extent of ruminal protein degradation does not exert a marked influence on duodenal protein passage. The partial calculation of the duodenal protein supply on the basis of undegraded feed protein and microbial protein, as practiced in the new models of protein evaluation, leads to systematic errors unless the relationship between DM degradation and CP degradation is considered.

Zusammenfassung

J. VOIGT und B. PIATKOWSKI

Proteinabbau im Pansen und Proteinwert von Futtermitteln

Für die Proteinbewertung der Futtermittel beim Wiederkäuer sollte der Zusammenhang zwischen dem Abbau der Trockensubstanz (TS) und des Rohproteins (RP) im Pansen der Milchkuh ermittelt werden. Die Untersuchungen erfolgten mittels Beuteltechnik. Bei allen geprüften Futtermitteln (Grünfutter- und Konservate von Knaul-,

Weidel-, Luzerne- und Wiesengras sowie Luzerne, Sojaextraktionsschrot) bestand eine signifikante positive Beziehung zwischen der Fermentationshöhe der TS und des RP ($r = 0{,}73 \ldots 1{,}0$). Der Regressionskoeffizient b_1 (RP-Abbau als Regressor) lag im Mittel bei 0,87. Aus der positiven Beziehung zwischen TS- und RP-Abbau folgt, daß zwischen der Menge an Mikrobenprotein und unfermentiertem Futterprotein am Duodenum ein negativer Zusammenhang vorliegt. Modellrechnungen zeigen, daß auf Grund der Kompensation zwischen Mikroben- und Futterprotein am Duodenum bei Futtermitteln mit einer RP-Konzentration von unter 200 g/kg TS die Höhe des Proteinabbaus im Pansen keinen wesentlichen Einfluß auf die duodenale Proteinpassage ausübt. Die partielle Berechnung der duodenalen Proteinversorgung aus dem unabgebauten Futterprotein und dem mikrobiellen Protein, wie in den neuen Modellen der Proteinbewertung praktiziert, führt zu systematischen Fehlern, wenn der Zusammenhang zwischen TS- und RP-Abbau unberücksichtigt bleibt.

Резюме

Ю. Фойгт и Б. Пиатковски

Разрушение протеина в рубце и протеиновая ценность кормов

Для оценки протеина кормов у жвачных необходимо определить связь между разрушением сухого в-ва и сырого протеина (СП) в рубце молочной коровы. Опыты проводились с помощью техники мешочек. У всех исследуемых кормов (зелёного корма и силоса ежи, плевела, люцерны и луговой травы, люцерны и соевого шрота) определилась достоверно положительная связь между количеством ферментации сухого в-ва и СП ($r = 0{,}73 \ldots 1{,}0$). Регрессивный коэффициент b_1 (разрушение СП в качестве регрессора) составил в среднем 0,87. Из положительных связей между разрушением сухого в-ва и СП можно выводить, что существует отрицательное взаимоотношение между количеством микробного протеина и неферментируемым кормовым протеином у дуоденума. Модельные счёты показывают, что из-за компензации между микробным и кормовым протеином у дуоденума с концентрацией СП от меньше 200 г/кг сухого в-ва нет значительного влияния разрушения протеина в рубце на дуоденальный пассаж протеина. Частичное вычисление дуоденального снабжения протеином из неразрушенного кормового протеина и микробного протеина, как в новых моделях оценки протеина показано, ведёт к систематическим ошибкам, если не учитывается связь между разрушением сухого в-ва и СП.

References

[1] Brooster, W. H. and J. D. Oldham: In: Recent Development in Ruminant Nutrition, Ed. W. Haresign and D. J. A. Cole, London, p. 184 (1984)
[2] Burroughs, W., D. K. Nelson and D. R. Mertens: J. Dairy Sci. **58**, 611 (1975)
[3] Castle, M. E. and J. N. Watson: Grass Forage Sci. **39**, 93 (1984)
[4] Chalupa, W.: Feedstuffs **52** (26), 18 (1980)
[5] Crooker, B. A., J. H. Clark and R. D. Shanke: J. Dairy Sci. **66**, 492 (1983)
[6] Erdman, R. A. and J. H. Vandersall: J. Dairy Sci. **66**, 1973 (1983)

[7] FOLMAN, Y., H. NEUMARK, M. KAIM and W. KAUFMANN: J. Dairy Sci. **64**, 759 (1981)
[8] FORSTER, R. J., D. G. GRIEVE, J. G. BUCHANAN-SMITH and G. K. MACLEOD: J. Dairy Sci. **66**, 1653 (1982)
[9] GABEL, M.: Untersuchungen zum Protein- und Aminosäureumsatz im Verdauungstrakt bei wachsenden männlichen Jungrindern – ein Beitrag für eine effektive Proteinversorgung in der Jungrindermast. Diss. (Prom. B) Wilhelm-Pieck-Univ. Rostock (1983)
[10] GABEL, M.: Arch. Tierernähr. **35**, 669 (1985)
[11] GRUMMER, R. R. and J. H. CLARK: J. Dairy Sci. **63**, Suppl. 1, 86 (1980)
[12] HAGEMEISTER, H., W. LÜPPING and W. KAUFMANN: In: Recent Advances in Animal Nutrition. Ed. W. HARESIGN, London p. 67 (1980)
[13] KAUFMANN, W.: Z. Tierphysiol. Tierernähr. Futtermittelkde. **42**, 326 (1979)
[14] KAUFMANN, W.: Calculation of the protein requirements for dairy cows according to measurements of N metabolism, Proc. 2nd Int. Symp. Protein Metab. Nutr. EAAP Publ. Wageningen **22**, 130 (1977)
[15] LEBZIEN, P., K. ROHR and H. SCHAFFT: Landbauforsch. Völkenrode **33**, 57 (1983)
[16] REYNOLDS, P. J., D. A. DINIUS, C. K. LYON and G. O. KOHLER: J. Anim. Sci. **46**, 732 (1978)
[17] ROY, J. H. B., C. BALCH, E. L. MILLER, E. R. ØRSKOV and R. H. SMITH: Calculation of the N-requirement for ruminants from nitrogen metabolism studies. Proc. 2nd Int. Symp. Protein Metab. Nutr. EAAP Publ. Wageningen **22**, 126 (1977)
[18] SATTER, D. E. and R. E. ROFFLER: J. Dairy Sci. **58**, 1219 (1975)
[19] TAYLOR, I. C., K. ASTON and S. R. DALEY: Anim. Prod. **28**, 171 (1979)
[20] THOMSON, D. J. and S. B. CAMMELL: Anim. Prod. **29**, 249 (1979)
[21] VERITE, R., M. JOURNET and R. JARRIGE: Livest. Prod. Sci. **6**, 349 (1979)
[22] VOIGT, J. and B. PIATKOWSKI: Wiss. Z. Wilhelm-Pieck-Univ. Rostock, Nat.-Wiss. R. **32**, 35 (1983a)
[23] VOIGT, J. and B. PIATKOWSKI: Tag.-Ber., Akad. Landwirtsch.-Wiss. DDR, Berlin **217**, 139 (1983b)

Aknowledgement
We are indebted to Mrs. S. HINRICHS, Mrs. R. WAL, Mrs. R. TILSCH and Mr. V. JAHNING for their conscientious work during the experiments.

Received 31 January 1986

Author's address:

Dr. sc. J. VOIGT and Prof. Dr. sc. B. PIATKOWSKI
Forschungszentrum für Tierproduktion Dummerstorf-Rostock
Dummerstorf
DDR - 2551

Arch. Anim. Nutr., Berlin 37 (1987) 1, 69–78

Institut für tropische Landwirtschaft der Karl-Marx-Universität Leipzig, Fachgruppe Tierproduktion
(Leiter: Dr. sc. S. LEGEL)
Sektion Tierproduktion und Verterinärmedizin der Karl-Marx-Universität Leipzig,
Wissenschaftsbereich Tierfütterung und Ernährungsschäden
(Leiter: Prof. Dr. sc. M. HOFFMANN)

S. LEGEL, M. HOFFMANN und G. P. GONGNET

Untersuchungen zur Wirkung einer reduzierten Tränkwassergabe auf die Futteraufnahme, die scheinbare Verdaulichkeit von Rohnährstoffen und die Pansenfermentation bei Schafen

1. Einleitung

In tropischen und subtropischen Regionen hat neben einer optimalen Nährstoffbedarfsdeckung besonders die ausreichende Tränkwasserversorgung bei landwirtschaftlichen Nutztieren eine besondere Bedeutung. (AUTORENKOLLEKTIV, 1975, 1980; KING, 1983; LEGEL, 1980; LEGEL und TAFRAN, 1970; LOUW, 1982). Oft ist jedoch die Wasserversorgung in den genannten Gebieten der begrenzende Faktor für die Leistungen von Nutztieren.

Aussagen zur Beeinflussung der Verdaulichkeit der Nährstoffe in Futtermitteln und der Pansenfermentation durch unzureichende Wasserversorgung sind deshalb in ariden und semiariden Regionen und in Gebieten mit periodischen Trockenzeiten von Interesse. Die in der Literatur mitgeteilten Ergebnisse (Tabelle 1) zur Beeinflussung der Verdaulichkeit durch reduzierte Tränkwasserverabreichung sind unterschiedlich (PHILIPS, 1961; BAILEY, 1964; THORNTON und YATES, 1968; UTLEY, 1970; OSMAN und FADLALLA, 1974; SINGH u. a., 1976; FRENCH, 1956; BOHRA und GHOSH, 1977).

Generell konnte als Folge einer eingeschränkten Wasserverabreichung eine Verbesserung der scheinbaren Verdaulichkeit ermittelt werden. Bei stark reduzierter Wassergabe ist aber auch eine Verschlechterung – insbesondere bei Rohfett und NFE – festgestellt worden. In Untersuchungen von OSMAN und FADLALLA (1974) konnte nachgewiesen werden, daß die Veränderung der Verdaulichkeit bei reduzierter Wasserverabreichung auch sehr stark vom verabreichten Futtermittel abhängig ist. In der Literatur wird über eine Erhöhung des FFS-Konzentration im Pansen durch reduzierte Wassergaben berichtet (OSMAN und FADLALLA, 1974; STEGER u. a., 1970), aber auch darüber, daß keine Beeinflussung erfolgte (KATO, 1963).

Ausgehend von der dargelegten Problematik sollte untersucht werden, wie sich eine reduzierte Wasserverabreichung auf die Verdaulichkeit von Rohnährstoffen und die Pansenfermentation auswirkt.

2. Material und Methode

Die Untersuchungen wurden vom Dezember 1980 bis Februar 1981 mit vier ausgewachsenen Hammeln (mittlere Lebendmasse = 82,5 kg) in der Versuchsanlage des Wissenschaftsbereiches Tierernährung und Ernährungsschäden der Sektion Tier-

Tabelle 1 (Table 1)

Veränderung der Verdaulichkeit von Nährstoffen als Folge einer reduzierten Tränkwasserverabreichung (Angaben in %)

(Variability of the digestibility of nutrients (%) with regard to different presented drinking water)

Versuchstiere (Test animals)	Reduzierung der Wassergabe gegenüber Kontrolltieren (=100 %) (Reduction of the presented water in contrast to the control animals (=100 %))	Untersuchte Nährstoffe* (Nutrients)	Verdaulichkeit der Nährstoffe (Digestibility of nutrients): Wassergabe ad libitum (Water ad libitum)	Wassergabe reduziert (Water reduced): Verbesserung der Verdaulichkeit (Increase of digestibility): s**	Wassergabe reduziert (Water reduced): Verbesserung der Verdaulichkeit (Increase of digestibility): ns***	Wassergabe reduziert (Water reduced): Verschlechterung der Verdaulichkeit (Depression of digestibility)	Literaturquelle (Literature)
Hereford (Hereford)	50 %	OS	56,8	62,3	–	–	PHILIPS (1961)
Zebu (Zebu)	52 %	OS	62,2	–	62,7	–	
Rinder (Cattle)	77 %	TS	60,6	65,3	–	–	THORNTON and YATES (1968)
		RFA	43,8	52,4	–	–	
	75 %	TS	63,0	66,0	–	–	
		RFA	49,1	51,2	–	–	
Rinder (Cattle)	60 %	TS	74,0	77,6	–	–	UTLEY (1970)
		RP	68,4	70,3	–	–	
		RFE	40,3	46,4	–	–	
		RFA	78,7	–	–	76,4	
		NFE	78,2	81,9	–	–	
	80 %	TS	74,0	76,7	–	–	
		RP	68,4	70,5	–	–	
		RFE	40,3	–	–	40,0	
		RFA	78,7	–	–	76,7	
		NFE	78,2	81,5	–	–	
Zebu (Zebu)	ca. 50 % (aller 2 Tage)	TS	46,5	–	47,6	–	FRENCH (1976)
		OS	48,4	–	49,1	–	
		RP	56,4	–	58,4	–	
		RFE	13,2	–	–	11,5	
		RFA	49,3	–	53,0	–	
		NFE	45,9	–	–	45,2	
	ca. 33 % (aller 3 Tage)	TS	46,5	–	47,7	–	BAILEY (1964)
		OS	48,4	–	49,4	–	
		RP	56,4	–	57,7	–	
		RFE	13,2	–	–	12,8	
		RFA	49,3	–	53,5	–	
		NFE	45,9	–	–	45,8	
Schafe (Sheep)	67 %	TS	57,2	–	58,6	–	
		RP	77,3	–	78,6	–	
		RFA	34,9	–	37,0	–	
	33 %	TS	57,2	–	59,7	–	
		RP	77,3	–	78,2	–	
		RFA	34,9	–	39,8		

Fortsetzung Tab. 1

Versuchstiere (Test animals)	Reduzierung der Wassergabe gegenüber Kontrolltieren (=100 %) (Reduction of the presented water in contrast to the control animals (=100 %))	Untersuchte Nährstoffe* (Nutrients)	Verdaulichkeit der Nährstoffe (Digestibility of nutrients): Wassergabe ad libitum (Water ad libitum)	Wassergabe reduziert (Water reduced): Verbesserung der Verdaulichkeit (Increase of digestibility) s**	ns***	Verschlechterung der Verdaulichkeit (Depression of digestibility)	Literaturquelle (Literature)
Wüsten-	53 %	TS	62,1	–	64,1	–	SINGH
schafe	31 %	TS	62,1	–	–	61,0	u. a. (1976)
(Desert-	ca. 47 %	OS	61,8	–	–	60,6	OSMAN und
sheep)		RP	74,3	–	–	74,2	FADLALLA
		RFE	44,7	–	–	44,0	(1974)
		RFA	37,1	–	–	26,0	
		NFE	69,4	–	–	68,0	
Wüsten-	50 %	TS	46,0	–	46,7	–	BOHRA
schafe		OS	49,2	–	52,8	–	und GHOSH
(Desert-		RFA	38,7	–	41,1	–	(1977)
sheep)		Z	55,5	–	57,4	–	
		HZ	61,6	–	65,9	–	
		LIG	3,7	–	–	3,1	

* OS = Organische Substanz (Organic matter), TS = Trockensubstanz (Dry matter), RP = Rohprotein (Crude protein), RFE = Rohfett (Crude fat), RFA = Rohfaser (Crude fibre), NFE = N-freie Extraktstoffe (N-free extract), Z = Zellulose (Cellulose), HZ = Hemizellulose (Hemicellulose), LIG = Lignin (Lignin)

** s = signifikant (significant)

*** ns = nicht signifikant (not significant)

produktion und Veterinärmedizin der Karl-Marx-Universität Leipzig durchgeführt. Vor Versuchsbeginn wurden die Tiere über einen Zeitraum von 20 Tagen an Versuchsbedingungen und Fütterung gewöhnt. Sie erhielten je Tier und Tag 1,7 kg Luzernetrockengrünpellets und Tränkwasser ad libitum. Die Verdaulichkeitsversuche wurden für jede Verabreichungsvariante mit einer Vor- und Hauptperiode nach der üblichen Methode (WÖHLBIER et al., 1953) durchgeführt. Zur Prüfung der unterschiedlichen Versuchsvarianten wurden die gleichen Tiere und Futtermittel verwendet. Der Versuchsablauf und der mittlere Nährstoffgehalt der verfütterten Futtermittel sind aus Tabelle 2 ersichtlich.

In Variante IV wurde bei einer Wassergabe ad libitum die vorgelegte Futtermenge entsprechend der aufgenommenen Futtermenge der Tiere von Variante III realisiert. Dadurch war es möglich, die Wirkung eines unterschiedlichen Fütterungsniveaus bei einer Wasseraufnahme ad libitum und die Wirkung einer unterschiedlichen Wasseraufnahme bei gleicher Futterverabreichung zu prüfen. Die Fütterung der Tiere erfolgte jeweils 7.30 Uhr. Vorrichtungen zu einer verlustlosen Futterverabreichung und zur Kotsammlung waren gegeben. Während der Hauptperiode wurde täglich Kot gesammelt und ein aliquoter Teil in der Kühltruhe gelagert. Nach Abschluß der Hauptperiode wurden diese Proben als Kot-Wasser-Gemisch homogenisiert und ebenso wie Proben der verabreichten Futtermittel im Labor nach dem „Weender Verfahren“ untersucht.

Der Pansensaft wurde durch Fisteln dreimal am Tag, und zwar 7.15 Uhr, 8.30 Uhr und 9.30 Uhr, d. h. $1/4$ Stunde vor der Fütterung, 1 Stunde und 2 Stunden nach der

Tabelle 2 (Table 2)
Wasser- und Futtergabe während der einzelnen Versuchsvarianten sowie Nährstoffgehalt der verabreichten Futtermittel
(Water- and feed supply within the individual test variants and the nutrient content of the presented feedstuffs)

Versuchs-variante (Variant)	Wassergabe (Water supply)	Luzernetrockengrün (kg) (Alfalfa green meal, kg) Verabreicht (Served)	Aufgenommen (Intake)	Nährstoffe in 1 kg Trocken-substanz (Nutrients per 1 kg dry matter)
I	ad libitum (ad libitum)	1,70	1,70	180 g Rohprotein (Crude protein)
II	alle 24 Stunden 54 % von ad lib. (every 24 hours 54 % from ad lib.)	1,70	1,42	52 g Rohfett (Crude fat) 246 g Rohfaser (Crude fibre)
III	alle 48 Stunden 27 % von ad lib. (every 48 hours 27 % from ad lib.)	1,70	0,77	389 g NFE (NFE) 222 g Zellulose (Cellulose)
IV	ad libitum (ad libitum)	0,80	0,80	124 g Lignin (Lignin) 133 g Rohasche (Crude ash)

Fütterung, direkt aus dem Pansen entnommen. Unmittelbar nach der Entnahme wurde der Pansensaft aufbereitet, filtriert und in Reagensgläser gefüllt. Diese wurden in der Kühlbox bei −19 °C aufbewahrt. Die pH-Wertbestimmung wurde unmittelbar nach der Probenentnahme durchgeführt. Der pH-Wert des Pansensaftes wurde mit dem Universal-pH-Meter 22 ermittelt. Die Konzentration an flüchtigen Fettsäuren im Pansensaft wurde durch die gaschromatographische Analyse nach GEISSLER u. a. (1976) bestimmt. Die Werte wurden bei jeweils zwei Paralleltieren ermittelt. Die statistische Verrechnung der Differenzen erfolgte nach WEBER (1980).

3. Ergebnisse und Diskussion

3.1. Futter- und Trockensubstanzaufnahme

Der Einfluß einer begrenzten Tränkwassergabe auf die Futter- und Trockensubstanzaufnahme ist in Tab. 3 dargelegt. Bei einer Einschränkung auf ca. 54 % der ad libitum-Wassermenge, d. h. 2,4 l alle 24 Stunden, wurde eine Abnahme der Futter- und TS-Aufnahme von 16 % beobachtet. Bei weiterer Wassereinschränkung auf ca. 27 % der ad libitum-Wassermenge, d. h. 2,4 l alle 48 Stunden, wurde ein Verzehrrückgang von 55 % festgestellt. Das stimmte mit Untersuchungen von KÜTHE (1974) überein, der bei afrikanischen Rindern nach zweitägigem Wasserentzug eine Abnahme des Verzehrs an Trockensubstanz von 56 % ermittelte.

Interessant ist die geringe Differenz in der Tränkwasseraufnahme je kg TS-Verzehr zwischen den Varianten II und III mit reduzierter Wassergabe.

Tabelle 3 (Table 3)

Einfluß einer reduzierten Tränkwassergabe auf die mittlere Futter- und Trockensubstanzaufnahme von Schafen (Angaben je Tier und Tag)

(Influence of a reduced water supply on the average fodder- and dry matter intake of sheep, per head and day)

Versuchsvariante (Variant)	Verabreichte Wassergabe (Water supply)		Futterverzehr (Feed intake)		Trockenmasseverzehr (Dry matter intake)		Wasseraufnahme je kg Trockenmasseverzehr (Water consumption per 1 kg dry matter intake)	
	l	%	kg	%	kg	%	l	%
I	4,40	100	1,70	100	1,50	100	2,93	100
II	2,40	54	1,42	84	1,26	84	1,90	65
III	1,20	27	0,77	45	0,68	45	1,76	60
IV*	4,12	94	0,80	47	0,70	47	5,88	

* Futteraufnahme wurde in Variante IV der realisierten Futteraufnahme von Variante III angepaßt (The fodder consumption of the variant IV was realized in adaption of the fodder consumption on the variant III)

Tabelle 4 (Table 4)

Einfluß einer eingeschränkten Wassergabe und davon abhängigen Futteraufnahme auf die Verdaulichkeit der Rohnährstoffe von Schafen

(Influence of a reduced water- and depending feed intake on the digestibility of the crude nutrients of sheep)

Versuchsvariante (Variant)		Verdaulichkeit der Rohnährstoffe in % (Digestibility of the crude nutrients in %)					
		Organische Substanz (Organic matter)	Rohprotein (Crude protein)	Rohfaser (Crude fibre)	Rohfett (Crude fat)	NFE (NFE)	Rohzellulose (Crude cellulose)
I*	$\bar{x}$	57,14	58,24	45,74	52,98	67,72	50,97
(TW = 100 %)	s	±4,12	±5,92	±7,20	±13,40	±5,50	±7,69
II (TW = 54%)	$\bar{x}$	60,18	55,97	46,64	47,51	73,47	51,65
	s	±0,73	±1,40	±1,90	±0,34	±1,44	±2,06
III (TW = 27 %)	$\bar{x}$	68,88	63,86	60,98	57,30	77,83	64,56
	s	±0,95	±2,40	±2,88	±0,04	±1,47	±1,05
IV (TW = 94 %)	$\bar{x}$	62,92	61,09	50,72	55,97	72,31	60,31
	s	±0,74	±0,72	±1,95	±2,08	±0,13	±2,16
Signfikanz der Differenzen zwischen den Varianten** (Significance of differences between the variants)							
I:IIII		++	−	+	−	+	+
II:III		+	−	+	−	−	+

* TW = Tränkwassergabe (Water consumption)

** = Die Differenzen zwischen den nicht aufgeführten Varianten sind nicht signifikant (The differences between the missing variants are not significant)

++** = $\alpha < 0{,}01$; +* = $\alpha < 0{,}05$; − = $\alpha > 0{,}05$

3.2. Verdaulichkeit der Rohnährstoffe

Die Beeinflussung der Verdaulichkeit der Rohnährstoffe durch eine reduzierte Tränkwasserverabreichung ist in Tab. 4 dargestellt. Eine Verminderung der Wasseraufnahme auf 54 % verbesserte die Verdaulichkeit bei organischer Substanz, Rohfaser, Rohzellulose und NFE, war aber nicht signifikant. Bei Rohprotein und Rohfett konnte keine Verbesserung ermittelt werden. Die Einschränkung der Wassermenge auf 27 % führte zu einer signifikanten Verbesserung der Verdaulichkeit der organischen Substanz, der Rohfaser, der Rohzellulose sowie der NFE, was in Übereinstimmung mit den Versuchsergebnissen von THORNTON und YATES (1968), UTLEY u. a., (1970) und FRENCH (1956) bei Rindern und von BOHRA und GHOSH (1977) bei Schafen steht. Bei Rohprotein und Rohfett bewirkte eine Einschränkung der Wasseraufnahme auf 54 % keine und eine Einschränkung der Wasseraufnahme auf 27 % eine nicht signifikante Verbesserung der Verdaulichkeit. Untersuchungen von FRENCH (1956), UTLEY (1970) und OSMAN und FADLALLA (1974) stellten gleichfalls eine Verschlechterung der Rohfettverdaulichkeit bei reduzierter Wassergabe fest. Eine nicht signifikante Verbesserung der Rohproteinverdaulichkeit ermittelten FRENCH (1956) und BAILEY (1964). Interessant ist die erhebliche Verbesserung der Verdaulichkeit aller Nährstoffe (davon bei organischer Substanz, Rohfaser und Rohzellulose signifikant) bei Einschränkung der Tränkwassergabe von 54 % auf 27 % der ad libitum-Gabe. Auch wenn bei einer Wassergabe ad libitum die Futtergabe dem Futterverzehr der Variante mit einer auf 27 % reduzierten Wassergabe angepaßt wurde (Vergleich von I = Futter und Wasser ad libitum mit IV = Futter restriktiv/Wasser ad libitum), konnte eine nicht signifikante Verbesserung der Verdaulichkeit aller Nährstoffe ermittelt werden. Ursache war die restriktive Futtergabe. Demgegenüber wurde eine Verschlechterung der Verdaulichkeit aller Nährstoffe festgestellt, wenn bei eingeschränkter Futtergabe die Tränkwassergabe ad libitum verabreicht, also wieder erhöht wurde (Vergleich von Variante IV und III).

3.3. Konzentration an flüchtigen Fettsäuren

Der Einfluß einer reduzierten Tränkwasserverabreichung auf die Konzentration an flüchtigen Fettsäuren (FFS) und auf den pH-Gehalt im Pansen ist aus Tab. 5 zu ersehen.

Hinsichtlich des Einflusses einer unterschiedlichen Wassergabe war sowohl nach viertelstündlicher als auch nach ein- und zweistündlicher Pansensaftentnahme nach Fütterung ein tendenzieller Anstieg der Konzentration aller untersuchten FFS festzustellen, wenn die ad libitum-Wassergabe (= 100 %) auf 54 % reduziert wurde. Eine weitere Reduzierung auf 27 % bewirkte demgegenüber eine geringere Verminderung der Konzentration aller FFS. Sie lag aber in allen Fällen über den Werten, die bei 100 %iger Wasserverabreichung ermittelt wurden. Untersuchungen von STEGER u. a. (1970) und OSMAN und FADLALLA (1974) bestätigten die eigenen Resultate. Hinsichtlich des Einflusses der Pansensaftentnahmezeit nach erfolgter Fütterung war bei allen Varianten der Tränkwasserverabreichung mit zunehmendem Zeitabstand vom Zeitpunkt der Fütterung ein tendenzieller Anstieg der Konzentration aller FFS festzustellen. Das Essigsäure/Propionsäure-Verhältnis veränderte sich mit fortschreitender Einschränkung der Tränkwassergabe in der Tendenz zugunsten eines hohen

Tabelle 5 (Table 5)

Einfluß einer reduzierten Tränkwassergabe auf die Konzentration flüchtiger Fettsäuren (FFS) und den pH-Wert im Pansensaft von Schafen (Mittelwert von 6 Tieren)

(Influence of a reduced water supply on the concentration of volatile fatty acids (FFR) and the ph-value on the rumen juice of sheep, average of 6 animals)

Zeitpunkt der Pansensaftentahme und Tränkwassergabe (TW) (Moment of taking the rumen juice and water supply (TW)		FFS-Konzentration in mMol/100 ml Pansensaft* (FFS-concentration in mMol/100 ml rumen juice)*							ES/PS Verhältnis (ES/PS relation PS=1)	pH-Wert (pH-value)
		FFS	ES	PS	iso-BS	n-BS	iso-VS	n-VS		
0,5 Std. nach Fütterung: (0.5 h after feeding):										
I	$\bar{x}$	6,17	4,22	0,99	0,11	0,62	0,15	0,07	4,26	6,84
(TW=100 %)	s	±1,07	±0,77	±0,18	±0,20	±0,14	±0,02	±0,01		±0,43
II	$\bar{x}$	8,73	6,10	1,38	0,12	0,85	0,16	0,10	4,42	6,78
(TW= 54 %)	s	±1,21	±0,84	±0,24	±0,02	±0,14	±0,01	±0,01		±0,17
III	$\bar{x}$	8,16	5,92	1,22	0,12	0,63	0,17	0,10	4,85	6,90
(TW= 27 %)	s	±0,84	±0,64	±0,12	±0,02	±0,15	±0,02	±0,02		±0,08
1 Std. nach Fütterung: (1 h after feeding):										
I	$\bar{x}$	10,39	7,57	1,86	0,10	0,70	0,10	0,08	4,07	6,20
(TW=100 %)	s	± 1,08	±0,69	±0,26	±0,03	±0,10	±0,01	±0,02		±0,07
II	$\bar{x}$	11,66	8,63	1,97	0,08	0,78	0,11	0,09	4,38	6,17
(TW= 54 %)	s	± 0,25	±0,98	±0,20	±0,01	±0,10	±0,01	±0,02		±0,14
III	$\bar{x}$	11,11	8,10	1,95	0,10	0,73	0,12	0,09	4,15	6,44
(TW= 27 %)	s	± 1,28	±0,90	±0,33	±0,01	±0,15	±0,02	±0,01		±0,20
2 Std. nach Fütterung: (2 h after feeding):										
I	$\bar{x}$	12,32	8,84	2,43	0,08	0,80	0,09	0,08	3,64	6,05
(TW=100 %)	s	± 1,23	±0,88	±0,34	±0,02	±0,03	±0,01	±0,01		±0,06
II	$\bar{x}$	13,81	9,76	2,76	0,08	1,01	0,08	0,10	3,53	6,18
(TW= 54 %)	s	± 1,61	±1,06	±0,32	±0,01	±0,17	±0,02	±0,02		±0,26
III	$\bar{x}$	12,78	9,27	2,27	0,10	0,92	0,11	0,11	4,08	6,39
(TW= 27 %)	s	± 1,14	±0,87	±0,33	±0,01	±0,14	±0,02	±0,02		±0,26

* ES = Essigsäure, PS = Propionsäure, BS = Buttersäure, VS = Valeriansäure (ES = Acetic acid, PS = Propionic acid, BS = Butyric acid, VS = Valerianic acid)

Essigsäureanteils und mit zunehmendem Abstand der Pansensaftentnahme vom Fütterungszeitpunkt zugunsten eines höheren Propionsäureanteils.

Der pH-Wert stieg in der Tendenz mit zunehmender Reduzierung der Wassergabe und fiel mit zunehmendem Abstand der Pansensaftentnahme vom Fütterungszeitpunkt.

Zusammenfassung

Ausgehend von der Tatsache, daß die ungenügende Tränkwasserversorgung landwirtschaftlicher Nutztiere in tropischen und subtropischen Regionen oft deren leistungsbegrenzender Faktor ist, wurde die Wirkung einer unterschiedlichen Tränkwasserverabreichung (ad libitum, 54 % von ad libitum und 27 % von ad libitum) an Schafen auf verschiedene Kennwerte untersucht.

Eine auf 54 % bzw. 27 % reduzierte Wassergabe verringerte die Trockensubstanzaufnahme auf 84 % bzw. 45 %.

Eine auf 54 % reduzierte Wassergabe verbesserte die Verdaulichkeit der organischen Substanz, Rohfaser, Rohzellulose und NFF, war aber nicht signifikant. Eine Reduzierung auf 27 % der ad libitum-Wassergabe verbesserte die Verdaulichkeit aller Rohnährstoffe, signifikant jedoch nur bei organischer Substanz, Rohfaser, Rohzellulose und NFE.

Die auf 27 % reduzierte Wassergabe bewirkte gegenüber der auf 54 % reduzierten Wassergabe ebenfalls eine Verbesserung der Verdaulichkeit aller Rohnährstoffe.

Sowohl die Reduzierung der ad libitum-Wassergabe als auch der zunehmende Zeitabstand in der Pansensaftentnahme bewirkten einen Anstieg der Konzentration an flüchtigen Fettsäuren im Pansensaft, der $^1/_4$ Stunde, 1 Stunde und 2 Stunden nach der Fütterung entnommen wurde.

Резюме

С. Легель, М. Хоффманн и Г. П. Гонгнет

Исследование по влиянию сокращённой дачи водопоя на потребление кормов, видимая переваримость сырых питательных веществ и ферментацию в рубце у овец

Исходя от факта, что недостаточное снабжение с/х животных водой в тропических и субтропических районах часто сокращает продуктивность, изучалось действие различных количеств водопоя (вволью, 54 % и 27 % от этого) у овец. Были определены некоторые показателя.

Если животные получили только 54 или 27 % воды от нормы, тогда потребление сухого вещества сокращалось до 84 и, соответственно, 45 %.

При снижении водопоя до 54 % нормы улучшилась переваримость органического вещества, клетчатки, сырой целлюлозы и БЭВа, но различия не являлись достоверными. При сокращении водопоя до 27 % нормы улучшилась переваримость всех сырых питательных веществ, но достоверные изменения наблюдали только в случае органического вещества, клетчатки, сырой целлюлозы и БЭВа.

Переваримость всех сырых питательных веществ была при сокращении водопоя до 27 % нормы лучше, чем при снижении водопоя до 54 % нормы.

Сокращение водопоя от нормы (вволью) и тоже удлинение веремен между взятиями проб рубцовой жидкости вызвали повышение концентрации летучих жирных кислот в рубцовом соке, которого взялся 1/4, 1 и 2 час. после кормления.

Summary

S. Legel, M. Hoffmann and G. P. Gongnet

Studies of the effect of reduced drinking water supply on feed intake, apparent the digestibility of crude nutrients and rumen fermentation in sheep

Based on the fact that the insufficient supply of agricultural domestic animals with drinking water in tropical and subtropical regions is often the factor limiting their performance, the effect of different drinking water supply of sheep (ad libitum, 54 % of ad libitum and 27 % of ad libitum) on various parameters was studied.

A water supply reduced to 54 and 27 % resp. diminished dry matter intake to 84 % and 45 % resp.

A water supply reduced to 54 % improved the digestibility of organic matter, crude fibre, crude cellulose and N-free extractives, it was, however, not significant. A reduction to 27 % of the ad libitum water supply improved the digestibility of all crude nutrients, significantly, however, only that of organic matter, crude fribe, crude cellulose and N-free extractives. In comparison with a supply of water reduced to 54 %, a water supply reduced to 27 % also resulted in an improvement of the digestibility of all crude nutrients.

Both the reduction of the ad libitum water supply and the increasing time interval for the sampling of rumen fluid resulted in an increased concentration of volatile fatty acids in the rumen fluid, which was sampled 15 min, 1 hour and 2 hours after feeding.

Literaturverzeichnis

[1] Autorenkollektiv: Ecological research on development of arid zones (Mediterranean deserts) with winter precipitation. Org. de la Recherche Agronomique, Centre Volcani, Bet-Dagan, Israel, Publ. Speciale 39 (1975)

[2] Autorenkollektiv (Chairman: Blaxter, K.): The Nutrient Requirements of Ruminant Livestock–Requirement for Water. Commonwealth Agricultural Bureaux Farnham Royal (1980)

[3] Datley, C. D.: Effect of environmental temperature on feed digestion, water metabolism, body temperature and certain blood characteristic of sheep. Res. Station, Canada Department of Agriculture Lethbridge, Alberta, **44**, 68 (1964)

[4] Bailey, C. B.: Res. Station, Canada Dept. Agriculture, Lethbridge, Alberta **44**, 68 (1964)

[5] Bohra, H. C. and P. H. Ghosh: Journ. Agric. Sci. **89**, 605 (1977)

[6] Frensch, M. H.: Empire Journ. Exp. Agric. **24**, 128 (1956)

[7] Geissler, CH., M. Hoffmann und D. Hickel: Arch. Tierernähr. **26**, 123 (1976)

[8] Kato, S.: Kieler Milchwirtschaft Forschungsber. **15**, 557 (1963)

[9] King, J. M.: Livestock water needs in pastoral Africa in relation to climate and forage. ILCA Research Report no. 7, International Livestock Center for Africa Addis Ababa (1983)

[10] KÜTHE, G.: Ernährungsphysiologische Forderungen für eine Weidehaltung in ariden Klimazonen. Bewässerungslose Landwirtschaft in ariden und semiariden Klimazonen. Vorträge der Witzenhäuser Woche (1974)
[11] LEGEL, S.: Animal Nutrition on Tropical Grassland. Hochschulstudium – Tropische und subtropische Landwirtschaft, Leipzig/Addis Ababa (1980)
[12] LEGEL, S. und A. TAFRAN: Beiträge trop. subtrop. Landwirtsch. Tropenveterinärmed. **8**, 309 (1970)
[13] LOUW, G. N. und M. K. SEELY: Ecology of desert organisms. Longman Group Limited London and New York (1982)
[14] OSMAN, N. und D. FADLALLA: J. Agric. Sci. **82**, 61 (1974)
[15] PAYNE, W. J. A.: Nutrition of ruminants in the tropics. Nutrition Abstr. Rev. **36**, 653 (1966)
[16] PHILLIPS, G. D.: Rev. vet. Sci. **2**, 209 (1961)
[17] SINGH, N. P.; T. MORE and K. L. SAHNI: Journ. Agric. Sci. Cambridge, **86**, 431 (1976)
[18] STEGER, H., J. VOIGT und B. PIATKOWSKI: Arch. Tierernähr. **20**, 349 (1970)
[19] THORNTON, R. F. and N. G. YATES: Austr. Journ. Agric. Res. **19**, 665 (1968)
[20] UTLEY, P. R., N. W. BRADLEY and J. A. BOLING: Journ. Anim. Sci. **31**, 130 (1970)
[21] WEBER, E.: Grundriß der biologischen Statistik. VEB Gustav Fischer Verlag Jena (1980)
[22] WÖHLBIER, W., G. EGGERS und P. LEDERLE: Methodenbuch Bd. XIII Die Technik des Tierversuches. Neumann Verlag Radebeul und Berlin (1953)

Eingegangen: 14. Januar 1985

Anschrift der Autoren:

Dr. sc. S. LEGEL und Dipl.agr.ing. G. P. GONGNET
Institut für tropische Landwirtschaft der Karl-Marx-Universität Leipzig
Fachgruppe Tierproduktion
Raschwitzer Str. 16
Markkleeberg
DDR - 7113

Prof. Dr. sc. M. HOFFMANN
Sektion Tierproduktion und Veterinärmedizin der Karl-Marx-Universität Leipzig
Wissenschaftsbereich Tierfütterung und Ernährungsschäden
Margarete-Blanck-Str. 8
Leipzig
DDR - 7010

Arch. Anim. Nutr., Berlin 37 (1987) 1, 79–85

Sektion Tierproduktion und Veterinärmedizin der Karl-Marx-Universität Leipzig
Wissenschaftsbereich Tierfütterung und Ernährungsschäden
(Leiter: Prof. Dr. sc. M. HOFFMANN)[1]
Arbeitsgruppe Wissenschaftlicher Gerätebau (Leiter: Dipl.-Ing. H. DÄBERITZ)[2]

A. DITTRICH[1], CHRISTINA SACHER[1], D. PREDIGER[2] und M. HOFFMANN[1]

Untersuchungen zum Verzehrs- und Wiederkauverhalten an Schafen

3. Mitteilung

Versuche an güsten Mutterschafen verschiedener Rassen unter Berücksichtigung von Rationstyp und Fütterungsdauer

1. Einleitung

Für die relativ niedrige Trockensubstanzaufnahme aus Silagen, die besonders be-Schafen zu verzeichnen ist (GEOFFROY, 1974; DULPHY und MICHALET, 1975; MICHALET-DOREAU, 1975; DULPHY u. a., 1984), wird die Beeinträchtigung des Wiederkauverhaltens (DULPHY u. a., 1975; MICHALET-DOREAU, 1975; DESWYSEN u. a., 1978; DESWYSEN und EHRLEIN, 1979, 1981; DULPHY u. a., 1984) und der Pansenmotilität (CLANCY u. a., 1977) als eine wesentliche Ursache angesehen. Deshalb wurden Futteraufnahmeversuche an güsten Mutterschafen verschiedener Genotypen, in denen die Aufnahme von drei unterschiedlicher Rationstypen bei 2×45 min und 2×180 min Fütterungsdauer geprüft wurde (KRAUSS, 1980), durch Untersuchungen zum Verzehrs- und Wiederkauverhalten ergänzt.

2. Material und Methoden

Die Versuchstiere gehörten den Rassen Merinofleischschaf (MF), Stavropol-Merino (SM) und der fruchtbarkeitsbetonten Kreuzungspopulation Ostfriesisches Milchschaf ×Finnische Landrasse (F) an. Sie hatten vor Versuchsbeginn zweimal gelammt, waren also 3 (MF, SM) bzw. 2 (F) Jahre alt.
Nach mindestens 24tägiger Gewöhnung kamen nacheinander an den gleichen Tieren folgende Fütterungsvarianten zum Einsatz:

1. pelletiertes Stroh-Konzentrat-Gemisch (SKG) mit 55 % Strohmehl; bei der Naßsiebanalyse wurden bei 4 mm Maschenweite 3,1 % der Partikel zurückgehalten, 65 % passierten das Sieb mit 1 mm Maschenweite
2. Maissilage, gehäckselt und 300 g SKG
3. Graswelksilage, mit Schlegelernter geworben, und 300 g SKG

Die Futterwertkenndaten sind in Tabelle 1 zusammengestellt. Innerhalb der vorgegebenen Fütterungsdauer von 2×45 min oder 2×180 min standen die Futtermittel, außer SKG bei Silagerationen, unbegrenzt zur Verfügung.

Meßtechnik und verwendete Parameter sind in der 1. Mitteilung (LENK u. a., 1985), die Methoden der biostatistischen Auswertung in der 2. Mitteilung (DITTRICH u. a., 1986) beschrieben.

Tabelle 1 (Table 1)
Angaben zum Futterwert und Trockensubstanzaufnahme während der Meßperioden
(Data of feed value and dry matter intake during measuring periods)

		SKG (Straw concentrates mixture)	Maissilage (Maize silage)	Graswelksilage (Wilted silage of grass)
Trockensubstanz (Dry matter)	g/kg	888	186	325
Rohfaser (Crude fibre)	g/kg TS (g/kg DM)	298	295	313
verd. Rohprotein (Digest. crude protein)	g/kg TS (g/kg DM)	89,2	54,1	60,4
EFr (EFU_{cattle})	je kg TS (per kg DM)	419	557	483
Verdaulichkeit der Energie % (Digestibility of energy, %)		53,8	69,4	62,0
Trockensubstanzaufnahme in g/kg $LM^{0,75}$ bei Fütterungsdauer (Dry matter intake in g/kg $LW^{0,75}$, during a feeding of)				
2× 45 min		59,3	31,1	31,7
2×180 min		70,5	39,6	34,1

3. Ergebnisse und Diskussion

Die wichtigsten Ergebnisse sind in der Tabelle 2 erfaßt.

Im Mittel des gesamten Versuchskomplexes verwendeten die Tiere täglich zwei Stunden zur Futteraufnahme. Dabei schöpften sie die kurze Fütterungsdauer (2×45 min) praktisch vollständig, die lange aber nur zu 45 % aus. Sie fraßen dann in der 1. Stunde 45 min (75 %), in der 2. Stunde 22 min (37 %) und in der 3. Stunde nur 13 min (22 %). Bei der längeren Fütterungsdauer sank die Verzehrsrate von 0,48 auf 0,33 g TS/kg $LM^{0,75}$ · min Freßdauer. Die Tiere fressen demnach bei einer verlängerten Fütterungsdauer längere Zeit und mehr Futter, aber langsamer. In ähnlicher Weise ging in Versuchen von FORBES u. a. (1972) die in 30-Minuten-Intervallen bestimmte Verzehrsrate nach der Fütterung zurück, und ad libitum gefütterte sowie einzeln stehende fraßen langsamer als restriktiv gefütterte oder in Gruppen gehaltene.

Bemerkenswert ist die relativ geringe Freßdauer während der Silagefütterung. Obwohl ausreichend Silage vorgelegt war und der Energiebedarf durch die Futteraufnahme selbst bei der längeren Fütterungsdauer nicht abgedeckt wurde, nutzten die Mutterschafe nur 45 bzw. 41 % der zur Verfügung stehenden Zeit für die Futteraufnahme aus. Auch DULPHY (1972), MICHALET-DOREAU (1975) und DULPHY u. a. (1984) stellten eine wesentlich kürzere Freßdauer bei Silage als beim Ausgangsmaterial fest. Desgleichen verwendeten Schafe und Ziegen täglich 202 min für die Aufnahme von Silage, hingegen 310 min für gehäckseltes Heu (GEOFFROY, 1974). Im vorliegenden Versuch war die Freßdauer bei der gehäckselten Maissilage und der geschlegelten Grassilage praktisch gleich. Unter ad-libitum-Bedingungen fanden dagegen DULPHY und DEMARQUILLY (1973) und DESWYSEN u. a. (1978) eine geringere Freßdauer bei

Tabelle 2 (Table 2)
Verzehrs- und Wiederkauverhalten (Consumption and ruminating behavior)

		n	Freß-dauer (Eating time)	Wiederkauzeit (Ruminating time) insgesamt (Total)	reine (True)	Wiederkauschläge je (Number of ruminating movements per) Tag (Day)	Zyklus (Cycle)	min reine Wiederkauzeit (min of true ruminating time)	Wiederkauzeit in min je (Ruminating time in min per) g TS/kg $LM^{0,75}$ (g DM/kg $LW^{0.75}$)	g Rfa/kg $LM^{0,75}$ g (CF/kg $LW^{0.75}$)
			min/d	min/d	%	10^3				
Insgesamt (Total)	$\bar{x}$	36	123	417	68,4	25,0	56	82	10,3	34,0
	s		39	74	8,9	7,5	10	9,0	2,4	8,1
Rationstyp (Ration)	SKG 55	12	129	487	75,8	31,9	68	81	7,5	25,2
	MS	12	121	414	66,3	24,4	50	84	12,1	41,1
	GS	12	119	639	63,1	18,8	49	81	11,1	35,6
Fütterungsdauer (Duration of feeding)										
	2× 45 min	18	86	431	67,7	24,8	53	81	11,5	38,1
	2×180 min	18	161	408	69,1	25,2	59	83	9,0	29,8
Rasse (Breed)	SM	12	116	419	72,3	25,7	57	80	8,8	29,3
	F	12	149	440	67,8	31,5	68	98	11,0	36,5
	MF	12	104	391	65,1	17,8	42	67	10,9	36,1
Signifikanz der Differenzen (Significance of differences)										
SKG 55–MS			–	+	+	+	+++	–	+++	+++
SKG 55–GS			–	+++	++	+++	+++	–	+++	++
MS–GS			–	+	–	–	–	–	–	–
Fütterungsdauer (Feeding time)			+++	–	–	–	–	–	++	++
SM–F			+	–	–	–	+	+++	–	+
SM–MF			–	–	–	+	+++	++	–	+
F–MF			+	–	–	+++	+++	+++	–	–

SKG 55 = Stroh-Konzentrat-Gemisch mit 55 % Strohmehl (Mixture of straw (55 %) and concentrates); MS = Maissilage (Maize silage); GS = Graswelksilage (Witted silage of grass); MF = Merinofleischschaf (Merino mutton sheep); SM = Stravropol-Merino (Stravropol-Merino); F = Fruchtbarkeitsbetonte Kreuzungspopulation Ostfriesisches Milchschaf × Finnische Landrasse (Fertility accentuated crossbred population of East Friesian dairy sheep × Finnish landrace)

langen als bei kurzen Häckseln. Letztere führten zu einer größeren Anzahl an Mahlzeiten und zu einer höheren Futteraufnahme.

Die Verlängerung der Fütterungsdauer von 2×45 min auf 2×180 min erhöhte die Freßdauer und die Futteraufnahme wesentlich. Auf die Wiederkaudauer wirkte sie sich dagegen eher verkürzend aus. Über derartige Wechselwirkungen zwischen Freß- und Wiederkaudauer berichten auch FORBES u. a. (1972), SUDWEEKS u. a. (1980) und BAE u. a. (1981). DULPHY und BECHET (1976) bezeichnen die Gesamtkaudauer als den beständigsten Parameter des Verzehrsverhaltens und BALCH (1971), SUDWEEKS u. a. (1981) sowie SANTINI u. a. (1983) halten sie für den geeigneten Maßstab zur Einschätzung der Strukturwirksamkeit von Grobfutterstoffen („roughage index").

Als SKG gefüttert wurden, entsprach die Wiederkauzeit von 487 min/d den nach früheren Versuchen zu erwartenden Werten (DITTRICH u. a., 1986). Sie hing nicht vom Genotyp ab. Die Rationstypen mit Silagen, die bei ähnlichen Rohfasergehalten mehr gröbere Partikel aufwiesen, wurden wesentlich kürzer wiedergekaut. Der Anteil reiner Wiederkauzeit an der gesamten Wiederkauzeit war bei den Silagerationen signifikant niedriger als beim SKG. Wie bei MICHALET-DOREAU (1975) war dieser Wert bei der geschlegelten Grassilage ungünstiger als bei der exakt und kürzer gehäckselten Maissilage; allerdings liegen die Werte in den französischen Untersuchungen höher (77,1 und 81,3 %). Durch Untersuchungen von APEL (1984) wird dieser Befund bestätigt: bei der Verabreichung von Maissilage und Mischfutter betrug der Anteil an reiner Wiederkauzeit bei Schafen 63,8 %, bei Heu und Mischfutter 75,6 % und bei SKG 78,6 %. DESWYSEN und EHRLEIN (1979) beschreiben als eine typische Erscheinung bei Schafen, die lange Welksilage erhielten, das Pseudo-Wiederkauen mit unregelmäßigen, stark verlängerten Zwischenbissenpausen (4 ... 48 sec).

Auch die Zyklen waren bei Silageeinsatz kürzer. Die mit den Schlegelernter geworbene Graswelksilage verursachte ungünstigere Daten als Silage aus gehäckseltem Mais. Diese Befunde stimmen in der Tendenz mit anderen Untersuchungen am Schaf überein (MICHALET-DOREAU, 1975, DESWYSEN und EHRLEIN, 1979), sind aber nicht ohne weiteres auf das Rind übertragbar. So ermittelte NAGEL (1978) 14 bzw. 22 % weniger Kaubewegungen, wenn Kühe gehäckseltes statt langes Grünfutter erhielten.

Auf die Anzahl an Wiederkauschlägen je Tag wirkten sich sowohl die Fütterungsvarianten als auch die Genotypen signifikant aus, letztere vorwiegend durch starke Unterschiede in der Wiederkaufrequenz. Da je Genotyp nur zwei Tiere im Versuch standen, ist der tierindividuelle Einfluß nicht klar von dem der Rasse zu trennen. Die Fruchtbarkeitshybriden hatten auch in früheren Versuchen (DITTRICH u. a., 1986) mit 102 . . . 105 Kauschlägen/min sehr hohe Wiederkaufrequenzen. Im Vergleich dazu lagen die Werte bei Merinofleischschafen auch bei LENK (1980) mit 82 Kauschlägen/min und bei APEL (1984) mit 87 Kauschlägen/min wesentlich niedriger. Aus den von LENK (1980) angegebenen Daten kann ein signifikanter Einfluß des Tieres auf die Wiederkaufrequenz berechnet werden ($\alpha < 0{,}001$). Auch innerhalb des vorliegenden Versuches unterschieden sich die Wiederkaufrequenzen zwischen den beiden Fruchtbarkeitshybriden mit 87,0 und 109,2 Kauschlägen/min ($s = 3{,}27$) signifikant ($\alpha < 0{,}001$). Da aber bei der vorliegenden Versuchsanordnung derartige Unterschiede zwischen Tieren einer Rasse in die Reststreuung eingehen, ist die Aussage über die signifikanten Unterschiede in der Wiederkaufrequenz zwischen den Rassen davon nicht betroffen und klar abgesichert.

Die rassebedingten Unterschiede in der Wiederkaufrequenz führen zu signifikanten

Differenzen in der Zahl an Kauschlägen je Zyklus. Die gesamte Zyklusdauer variiert zwischen den Rassen nur um 2 sec. Von Bedeutung ist dagegen die Verkürzung der Wiederkauzyklen bei Silagefütterung. APEL (1984) kam an Schafen zu ähnlichen Ergebnissen: die Zyklen bestanden bei der Fütterung von Silage aus 47, von Heu aus 63 und von SKG aus 78 Kauschlägen. Auch aus Angaben von PIATKOWSKI u. a. (1977) aus Versuchen an Kühen lassen sich bei pelletiertem Heu mehr Kauschläge je Zyklus errechnen als bei langem oder gehäckseltem. Kürzere Wiederkauzyklen als bei Heufütterung fanden DULPHY (1972) und GEOFFROY (1974) bei Silagerationen sowie FUJIHARA (1980) bei frischem Grünfutter an Schafen und Ziegen. Allerdings ist das Grünfutter im Hinblick auf die Anregung des Wiederkauens nicht völlig mit Silagen gleichzusetzen, denn es bewirkte längere Freß- und Wiederkauzeiten als Heu. Schließlich stellten DESWYSEN und EHRLEIN (1979) fest, daß bei Silagerationen normale Wiederkauzyklen mit 67 ... 84 Kauschlägen gebildet werden, wobei auch einige verkürzte Zyklen mit 31 ... 54 Kauschlägen vorkommen können. Unregelmäßige sehr kurze Zyklen mit 3 ... 20 Kauschlägen sind für das Pseudowiederkauen typisch. Übereinstimmend geht demzufolge aus den Ergebnissen der vorliegenden Versuche und der Literatur hervor, daß die Wiederkauzyklen bei Silagefütterung verkürzt sind. Bei der Interpretation der Versuchsergebnisse sind aber auch andere Einflußgrößen, wie im vorliegenden Fall rassebedingte, zu berücksichtigen.

Auf die verzehrte Futtermenge bezogen benötigten die Schafe für die Silagerationen mehr Wiederkauzeit als für das SKG (Tabelle 2). Die bei den Silagerationen gemessenen Werte von 12,1 bzw. 11,1 min Wiederkauzeit je gTS/kg $LM^{0.75}$ stimmen sehr gut mit den Mittelwerten von MICHALET-DOREAU (1975) und DESWYSEN und EHRLEIN (1981), die 11,1 bzw. 12,2 min betrugen, überein. Die Ergebnisse mit SKG entsprechen ebenfalls denen früherer Untersuchungen (DITTRICH u. a., 1986). Zum Wiederkauen von Silagerationen benötigten Schafe auch in Versuchen von DULPHY (1972), MICHALET-DOREAU (1975) sowie DULPHY u. a. (1984) mehr Zeit als für Grünfutter oder Heu. Dieser Mehraufwand steht offensichtlich auch mit der geringeren Trockensubstanzaufnahme an Silage im Zusammenhang, denn der Wiederkauaufwand steigt bei abnehmender Futteraufnahme an (WELCH und SMITH, 1969; DULPHY und BECHET, 1976; BAE u. a., 1979).

Die an Schafen bei Silagefütterung erzielten Ergebnisse sind nicht ohne weiteres auf Rinder übertragbar. So fanden NAGEL und PIATKOWSKI (1981) an Kühen deutlich weniger Wiederkauschläge je Kilogramm Silagetrockensubstanz als bei Grünfutter, von dem ähnliche Mengen verzehrt wurden.

Zusammenfassung

An Mutterschafen der Rassen Merinofleischschaf, Stavropol-Merino und Fruchtbarkeitshybrid wurde beim Einsatz von pelletiertem Stroh-Konzentrat-Gemisch, Maissilage und Graswelksilage das Verzehrs- und Wiederkauverhalten untersucht. Die Rationen standen den Tieren während 2×45 min oder 2×180 min/d Fütterungsdauer unbegrenzt zur Verfügung. Die Schafe schöpften die kurze Fütterungsdauer mit 86 min/d praktisch voll zu Futteraufnahme aus. Bei der verlängerten Fütterungsdauer nahmen sie in 161 min/d 18 % mehr Futter auf, fraßen langsamer und kauten etwas weniger wieder. Im Vergleich zum Stroh-Konzentrat-Gemisch wurden die

Silagerationen kürzere Zeit und uneffektiver wiedergekaut, die Anzahl an Wiederkauschlägen je Tag und je Zyklus ging zurück, die Zwischenbissenpausen wurden länger. Die mit dem Schlegelernter geworbene Graswelksilage stimulierte das Wiederkauen noch weniger als die gehäckselte Maissilage. Zwischen den Rassen bestanden wesentliche Unterschiede in der Wiederkaufrequenz, die sich auf die Anzahl an Wiederkauschlägen je Tag und je Zyklus auswirken.

Резюме

А. Диттрих, Христина Сахер, Д. Предигер и М. Хоффманн

Исследование по жеванию и жвачке у овец. 3-ье сообщ.: Опыты на неоплодотворённых овцематках различных пород с изучением типа рациона и продолжительности кормления

Изучали жевание и жвачка овцематок породы меринос мясного типа, ставропольской меринос и высокоплодородных гибридов при применении гранулированной смеси из соломы и концентрата, кукурузного силоса и силоса из провяленной зелёной травы. Животные могли потреблять корм вволью во время 2×45 минут или 2×180 минут в день. Овцы потребили корм за 86 минут в день. Если время для потребления корма удлинили, тогда они потребили в 161 минут за день 18 % больше корма, но они жевали медленее и жвачка быля короче. В сравнении смеси из соломы и концентрата и рационов из силоса была жвачка у последных короче и меньше эффективно, число пережёвыванных движений в сутки и цикле снизилось и перемены между отдельными кусками стали более длинными. С помощью роторной урборочной машины изготовился силос из провяленной зелёной травы, который на жвачку действовал ещё хуже силоса из измельченной кукурузы. Относительно частоты пережёвывания определились значительные различия между породами, что и воздействовало на число движений при жвачке в сутки и цикле.

Summary

A. DITTRICH, CHRISTINA SACHER, D. PREDIGER and M. HOFFMANN

Studies of the consumption and ruminating behaviour of sheep. 3. Tests with female sheep of various breeds between pregnancies under consideration of ration type and duration of feeding

Ewes of the breeds merino fattening sheep, Stavropol merino and fertility hybrid were studied as to their consumption and ruminating behaviour after receiving a pelleted straw – concentrate mixture, maize silage and wilted silaged grass. During the feeding periods of 2×45 min or 2×180 min/d unlimited rations were available to the animals. With 86 min/d the sheep used the short feeding period nearly completely for feed intake. In the longer feeding period the sheep consumed 18 % more feed in 161 min/d, ate more slowly, however, and ruminated somewhat less. In comparison with the straw-concentrate mixture, the silage rations were ruminated for shorter periods and less effectively, the number of ruminating movements per day and cycle was reduced, the breaks between bites became longer. The wilted grass silage stimulated ruminating even less than chopped maize silage. There were significant differences between the breeds in the ruminating frequency, which affected the number of ruminating movements per day and cycle.

Literaturverzeichnis

[1] APEL, K.-J.: Vergleichende Untersuchungen zum Verzehrs- und Wiederkauverhalten bei Rindern und Schafen. Diplomarbeit, Karl-Marx-Univ. Leipzig, Sektion Tierprod. u. Vet.-med. (1984)
[2] BAE, D. H., J. G. WELCH und A. M. SMITH: J. Anim. Sci. **49**, 1292 (1979)
[3] BAE, D. H., J. G. WELCH und A. M. SMITH: J. Anim. Sci. **52**, 1371 (1981)
[4] BALCH, C. C.: Brit. J. Nutrit. **26**, 383 (1971)
[5] CLANCY, M., P. J. WANGSNESS und B. R. BAUMGARDT: J. Dairy Sci. **60**, 580 (1977)
[6] DESWYSEN, A. und H. J. EHRLEIN: Ann. Rech. Vet. **10**, 208 (1979)
[7] DESWYSEN, A. und H. J. EHRLEIN: Brit. J. Nutrit. **46**, 327 (1981)
[8] DESWYSEN, A., H. J. EHRLEIN und M. VANBELLE: Z. Tierphysiol. Tierernähr. Futtermittelkde. **40**, 112 (1978)
[9] DITTRICH, A., H. DÄBERITZ, D. PREDIGER, M. HOFFMANN und R. FUCHS: Arch. Tierernähr. **36**, 1043 (1986)
[10] DULPHY, J. P.: Ann. Zootech. **21**, 429 (1972)
[11] DULPHY, J. P. und G. BECHET: Ann. Zootech. **25**, 505 (1976)
[12] DULPHY, J. P., G. BECHET und E. THOMSON: Ann. Zootech. **24**, 81 (1975)
[13] DULPHY, J. P. und C. DEMARQUILLY: Ann. Zootech. **22**, 199 (1973)
[14] DULPHY, J. P. und B. MICHALET: Ann. Zootech. **24**, 757 (1975)
[15] DULPHY, J. P., B. MICHALET-DOREAU und C. DEMARQUILLY: Ann. Zootech. **33**, 291 (1984)
[16] FORBES, J. M., J. A. WRIGHT und A. BANNISTER: Anim. Prod. **15**, 211 (1972)
[17] FUJIHARA, T.: J. agric. Sci. **95**, 729 (1980)
[18] GEOFFROY, F.: Ann. Zootech. **23**, 63 (1974)
[19] KRAUSS, S.: Verzehrsverhalten und Verdauung bei Mutterschafen verschiedener genetischer Herkünfte. Diplomarbeit, Karl-Marx-Univ. Leipzig, Sektion Tierprod. u. Vet.med. (1980)
[20] LENK, R.: Einfluß der Futtermittelstruktur auf Verdaulichkeit der Rohnährstoffe, Pansenfermentation und Wiederkauverhalten bei Schafen. Diss. (Promotion A), Karl-Marx-Univ. Leipzig (1980)
[21] LENK, R., M. HOFFMANN, H. DÄBERITZ, D. PREDIGER und A. DITTRICH: Arch. Tierernähr. **35**, 53 (1985)
[22] MICHALET-DOREAU, B.: Recherches sur les causes des variations des quantites d'ensilage d'herbe ingerees par les ruminants. Diss. Univ. Nancy (1975)
[23] NAGEL, S.: Arch. Tierernähr. **29**, 513 (1979)
[24] NAGEL, S. und B. PIATKOWSKI: Arch. Tierernähr. **31**, 235 (1981)
[25] PIATKOWSKI, B., S. NAGEL und E. BERGNER: Arch. Tierernähr. **27**, 563 (1977)
[26] SANTINI, F. J., A. R. HARDIE, N. A. JORGENSEN und M. F. FINNER: J. Dairy Sci. **66**, 811 (1983)
[27] SUDWEEKS, E. M., L. O. ELY, D. R. MERTENS und L. R. SISK: J. Anim. Sci. **53**, 1406 (1981)
[28] SUDWEEKS, E. M., L. O. ELY und L. R. SISK: J. Dairy Sci. **63**, 152 (1980)
[29] WELCH, J. G. und A. M. SMITH: J. Anim. Sci. **28**, 827 (1969)

Eingegangen: 28. März 1985

Anschrift der Autoren:

Dr. A. DITTRICH, Dipl. agr. ing. CHRISTINA SACHER und
Dipl.-Ing. D. PREDIGER und Prof. Dr. sc. M. HOFFMANN
Sektion Tierproduktion und Veterinärmedizin der Karl-Marx-Universität Leipzig
Margarete-Blank-Str. 8
DDR - 7010 Leipzig

Arch. Anim. Nutr., Berlin 37 (1987) 1, 87–97

Academy of Agriculture and Technology in Olsztyn, Poland
(Rector Prof. Dr. habil. W. BARAN)

ANIELA FALKOWSKA and STEFANIA IWAŃSKA

The effect of "*Ferrodex*", vitamin A and "*Rovimix β-carotene*" on the iron and copper levels in blood plasma of calves

1. Introduction

The development of a young organism depends on the supply of qualitatively and quantitatively indispensible nutrients in the feed. The availability of nutrients depends on proper proportions between particular components. The results of the investigations that had been carried out so far show a frequent occurrence of anaemia in calves caused not only by deficiency of iron but also by that of vitamin A (BLAXTER, 1957; BREMNER and DALGARNO, 1973). So, as some authors demonstrated (BREMNER and DALGARNO, 1973; MÖLLERBERG at al., 1975) the supply of iron to the calves in the first weeks of life had a beneficial effect on their development. The investigations carried out also indicate the existence of a correlation between the conversion of vitamin A and iron in the organism (MEJIA et al., 1972a; NIEDERMEIER et al., 1959; STAAB et al., 1984). It has been found that the deficiency of vitamin A in rats caused anaemia in spite of sufficient iron stories in the liver (MEJIA et al., 1979a; MEJIA et al., 1979b). When supplying additional quantities of iron to calves fed whole milk, Niedermeier et al. (1959) observed a decrease of vitamin A stories with a simultaneous about fivefold increase of the iron content in the liver. MEJIA and ARROYAVE (1982) suggest that, maybe, vitamin A participates in the transferrin synthesis as the former investigations indicated that vitamin A was indispensible in the glycoprotein synthesis, where it was likely to play the role of saccharides radial carries (DE LUCA et al., 1975; WOLF et al., 1979). It can be supposed that the synthesis of another glycoprotein–ceruloplasmin, where the molecular connection between the conversion of iron and copper (EVANS, 1973) also depends on the vitamin A conversion and, maybe, indirectly on the quantity of beta carotene in the organism. According to that investigations have been undertaken to determine the effect of vitamin A and synthetic beta carotene supplementation on the iron and copper levels in the blood plasma of calves. At the same time half of the calves being investigated were additionally injected intramuscularly with Ferrodex in order to eliminate the unbeneficial effect of the iron deficiency.

2. Material and methods

The studies involved 44 black white breed calves at the age from birth to 13 weeks of life. The calves born in the period *from January till March 1982* were divided randomly into 3 experimental groups. The control group I (12 calves including 5 males and 7 females) did not receive any vitamin supplements except the basal feed ration. Group II (16 calves including 9 males and 7 females) received only once vitamin A (a preparation of Polfa) with the first portion of colostrum. The dose of 1.5 million IU of vitamin/animal was administered orally in a water emulsive solution. Group III (16 calves including 6 males and 10 females) received Rovimix beta carotene, a preparation of the firm Hoffman la Roche containing 10 per cent of synthetic beta carotene, which was given every day from 21st day of life, dissolved in mlekomix. The daily dose of Rovimix β-carotene was for each calf in the period from 4th to 6th week of life 150 mg, from 7th to 9th week of life 200 mg and from 10th to 13th week 150 mg.

Within each group the animals were divided randomly into two subgroups a and b. Besides the feed ration, vitamin A supplement or Rovimix beta carotene, all calves of the "b" subgroups received intramuscular injection of Ferrodex three times (a ferric preparation for animals produced by Polfa in Poland) as follows: on the 3rd day after the birth–800 mg Fe^{+++}, after 3 weeks–900 mg and after 6 weeks–900 mg Fe^{+++}. The iron doses used corresponded with the amounts recommended by MÖLLERBERG et al. (1975). All experimental calves received colostrum after the birth, then whole milk, and from the 3rd week of life the mlekomix was gradually introduced into the ration, which was supplied as follows: in 3rd week–0.3 kg. in 4th week–0.6 kg, in 5th and 6th week–0.9 kg, in 7th and 8th–0.6 kg, from 9th to 13th week–0.3 kg. Concentrate mixtures and hay were offered ad libitum from the 4th week of life.

The iron content in the samples of feeds used in the calf nutrition was determined by a method of KITZES et al. (1944). Basing on the daily intake of concentrate mixtures and hay by calves according to JUSZCZAK et al. (1979), the iron content in feed rations for calves in the subsequent weeks of life has been calculated (Table 1).

Table 1

Iron content in daily feed rations for calves in subsequent weeks of life (mg/kg)

Age of calves (weeks)	Whole milk	Mlekomix	Calf meal CJ	Meadow hay	Total
1	–	–	–	–	–
2	18	–	–	–	18.000
3	12	26.115	–	–	38.115
4	6	52.230	4.795	18.470	63.025
5	–	78.345	7.192	36.940	122.477
6	–	78.345	9.590	55.410	143.345
7	–	52.230	14.385	73.880	140.495
8	–	52.230	23.975	92.350	168.555
9	–	26.115	38.360	129.250	193.765
10	–	26.115	62.335	166.290	254.740
11	–	26.115	71.925	184.700	282.740
12	–	26.115	86.310	184.700	297.125
13	–	26.115	95.900	184.700	306.715

The blood of calves was sampled from the v. jugularis after the birth as well as in the 3rd, 6th and 13th week of life. Iron content by the method of Kitzes et al. (1944), total iron bonding ability by the serum proteins according to Ramsay method (1957), albumin copper and ceruloplasmin copper levels (Gubler et al., 1952), content of ceruloplasmin by Ravin method (1961) modified by Colombo and Richterich (1964) were determined in the blood plasma of the calves. The hematocrit and the hemoglobin content were also determined in the blood of experimental calves.

Statistical analysis of results was carried out by analysis of variance in the non-orthogonal two-factor system.

3. Results

Immediately after birth, the iron content in the blood serum of calves ranged from 62.9 to 73.9 μg/100 ml (Table 2), and the degree of serum proteins saturation by iron did nit exceed 20 per cent (Tab. 3). At the end of the first and in the second month of life in Ia group calves, an increase of the iron level by 32 per cent in comparision with the first day of life as well as a higher degree of the serum proteins satura-

Table 2
Iron content in blood serum of calves (μg/100 ml)

Experimental groups	Subgroup	Age of calves (weeks) after birth	3	6	13	Significance of differences
I	a	71.9 ±16.9	94.6 ± 3.3	95.1 ± 8.3	71.9 ± 9.0	I>II, III*
	b	73.9 ±26.1	122.5 ± 36.7	117.9 ± 32.7	105.8 ± 21.6	b>a**
II	a	66.7 ±19.4	76.6 ± 14.1	83.3 ± 18.1	69.0 ± 10.2	
	b	63.5 +11.6	97.7 + 13.4	114.2 + 31.5	99.9 + 13.1	
III	a	64.5 ±19.4	81.3 ± 18.9	96.1 ± 14.1	58.6 ± 17.1	
	b	62.9 +25.6	117.1 + 23.4	109.9 + 18.1	83.8 + 9.9	

tion by iron amounting 50 24.3 and 22.6 per cent has been found. Iron content decrease in the three months aged calves (group Ia) to the observed level after birth with a slight increace of the total ability to the serum proteins saturation by iron caused the decrease of the serum proteins saturation degree to 17.9 per cent. The application of a triple intramuscular injection of Ferrodex on the third day and after 3 and 6 weeks of age caused a high significant increase of the Fe amount in serum as well as a significant increase of serum proteins saturation degree by iron in all the life periods in the b-subgroup calves. However, a single oral administration of 1.5 million IU of vitamin

Table 3

Serum proteins saturation by iron

Experimental groups	Subgroup	Total capacity of serum proteins saturation by iron (μg/100 ml) Age of calves (weeks) After birth	3	6	13	Significance of differences	Degree of serum proteins saturation by iron (%) Age of calves (weeks) After birth	3	6	13
I	a	359 ±46	390 ±62	421 ±50	402 ±58	III > II**	20.0	24.3	22.6	7.9
	b	381 ±38	412 ±27	465 ±70	424 ±58	I > II* b > a*	19.4	29.7	25.3	24.9
II	a	411 ±63	379 ±50	390 ±46	342 ±34		16.2	20.2	21.3	20.4
	b	357 ±39	391 ±45	404 ±37	362 ±34		17.8	24.9	28.3	27.6
III	a	375 ±34	374 ±60	442 ±41	393 ±63		12.2	21.7	21.7	14.9
	b	368 ±43	434 ±73	456 ±68	464 ±43		17.1	26.9	22.1	18.1

A per animal (groups IIa and b) or a continuous administration of synthetic beta carotene (groups IIIa and b) from the 21st day of life influenced significantly the decrease of the iron level in blood serum of the calves (Table 2).

As it can be seen in Tables 4 and 5 both the level of ceruloplasmin copper and that of ceruloplasmin increased with the age of calves (group Ia). It should be noted that the intramuscular injections of Ferrodex caused a high significant increase of ceruloplasmin copper and of ceruloplasmin content in the blood serum in the b subgroup

Table 4

Ceruloplasmin content in blood serum of calves (mg/100 ml)

Experimental groups	Subgroup	Age of calves (weeks) After birth	3	6	13	Significance of differences
I	a	20.5 ± 2.7	39.1 ± 6.8	38.8 ± 6.5	57.2 ± 5.3	II > III, I**
	b	24.3 ± 4.1	44.1 ± 6.2	39.8 ± 8.6	47.9 ± 5.4	I > III**
II	a	23.0 ± 6.2	43.8 ± 6.0	44.7 ± 6.8	41.7 ± 7.0	b > a**
	b	28.2 ± 4.8	46.8 ± 4.1	53.7 ± 8.0	45.0 ± 6.3	
III	a	32.2 ± 5.3	49.8 ± 10.7	37.9 ± 4.6	27.8 ± 8.1	
	b	32.4 ± 4.7	55.5 ± 10.4	40.1 ± 4.5	31.1 ± 2.4	

calves. However, in calves in the III group, which were given Rovimix beta carotene from the 21st day of life, a considerable decrease of ceruloplasmin and ceruloplasmin copper was recorded in the 6th and particularly in the 13th week of life. No significant changes in the trend of the albumin copper were recorded (Table 5). However, in all calves which were given Ferrodex (Table 6) a high significant increase of hemoglobin content and of the hematocrit index were found. A significant decrease of the hemo-

Table 5

Copper level in blood serum of calves ($\mu g/100\,ml$)

Experimental	Subgroup	Ceruloplasmin copper Age of calves (weeks) After birth	3	6	13	Significance of differences	Albumin copper Age of calves (weeks) After birth	3	6	13
I	a	68.8 ±10.6	128.0 ± 30.1	129.5 ±26.8	178.6 ±31.8	I,II > III** a < b**	33.2 ±16.5	31.5 ±13.2	33.7 ±13.2	45.0 ± 4.2
	b	72.6 ± 9.1	147.6 ± 27.9	144.8 ±37.9	197.4 ±27.4		33.0 ± 6.5	41.7 ± 7.8	38.0 ± 6.2	45.0 ±15.5
II	a	75.8 ±16.6	111.8 ± 20.8	170.8 ±36.1	132.2 ±24.0		31.4 ± 4.8	35.2 ± 5.1	34.2 ± 9.6	30.4 ± 7.6
	b	72.8 ±13.1	122.8 ± 22.7	193.5 ±13.1	163.4 ±28.2		39.0 ±12.0	41.4 ± 6.5	34.5 ±11.1	30.0 ± 8.8
III	a	75.8 ±12.1	129.5 ± 23.7	111.3 ±14.4	95.3 ± 8.9		30.2 ± 4.5	35.0 ± 6.6	48.5 ±15.2	36.0 ±15.8
	b	79.0 ±16.7	154.4 ± 20.5	132.6 ±26.6	108.3 ±12.1		34.8 ± 8.2	40.1 ±10.8	45.0 ±12.2	38.6 ±13.0

Table 6

Hemoglobin content and hematocrit index in experimental calves

Experimental groups	Subgroup	Hemoglobin % Age of calves (weeks)				Significance of differences	Hematocrit index Age of calves (weeks)				Significance of differences
		After birth	3	6	13		After birth	3	6	13	
I	a	12.66 ±1.67	11.54 ±0.51	11.71 ±0.95	11.08 ±0.86	I,II > III*	39.0 ±5.1	36.0 ±3.0	38.5 ±2.0	35.5 ±2.0	b > a**
	b	12.89 ±1.08	13.03 ±1.64	12.81 ±0.65	12.95 ±1.17	b > a**	38.8 ±7.5	40.0 ±5.5	41.1 ±4.0	38.0 ±1.1	
II	a	12.27 ±1.22	12.27 ±1.32	11.47 ±0.94	11.08 ±1.04		37.5 ±4.0	36.7 ±3.1	37.5 ±3.5	33.1 ±1.6	
	b	12.45 ±1.36	13.22 ±1.93	12.34 ±1.31	12.29 ±0.84		37.0 ±4.9	41.4 ±3.3	41.1 ±4.3	35.8 ±3.6	
III	a	12.63 ±1.57	11.16 ±1.63	10.35 ±1.29	11.11 ±1.0		39.6 ±5.5	35.3 ±5.1	35.9 ±1.8	35.8 ±3.6	
	b	12.33 ±1.97	12.50 ±1.18	11.94 ±0.82	11.70 ±0.69		39.7 ±6.2	39.8 ±3.9	38.5 ±2.3	39.1 ±3.3	

Table 7

Life weight and daily gains of experimental calves (kg)

Experimental groups	Subgroup	Life weight after birth	Life weight on the 42nd day of life	Average daily gain (0–42 days)	Life weight on the 91 day of life	Average daily gain (42–91 days)	Average daily gain (0–91 days)
I	a	34.16 ±1.87	66.33 ±3.79	0.62	87.66 ±2.96	0.55	0.58
	b	35.33 ±0.96	61.91 ±2.40	0.63	93.00 ±4.95	0.63	0.63
II	a	37.75 ±1.59	64.00 ±2.11	0.62	89.12 ±5.69	0.51	0.56
	b	35.12 ±1.18	67.68 ±2.85	0.77	93.64 ±3.51	0.53	0.64
III	a	34.00 ±1.03	65.85 ±2.12	0.75	94.64 ±4.76	0.58	0.66
	b	34.75 ±1.89	68.12 ±2.25	0.79	95.58 ±4.72	0.56	0.66

globin content was observed in the blood of calves in the III group. No significant differences were found in the weight gains of the calves although they were slightly higher in the groups Ib and IIb (Table 7).

4. Discussion

Studies on the iron level in the blood serum of calves on the first day after birth show a relative low content of this element although the content of hemoglobin and hematocrit index ranged in physiological norms. Bothwell and Finch (1962) reported that when the degree of serum proteins saturation by iron was lower than 15 per cent, it indicated the existence of anaemia caused by iron deficiency. It should be emphasized that from the 4th to the 13th week of life the iron content in the feed increased from 190 to 306 mg per calf/daily, however only 26 mg of the iron originated from a milk replacer from which, according to Möllerberg et al. (1975), iron can be utilized at 25 per cent. Assuming that the average iron utilization from concentrates and roughages is from 1 to 10 per cent (Skorkowska-Zieleniewska, 1972), it can be supposed that the feed ration used in the nutrition of calves did not meet the requirement for that element. According to Blaxter et al. (1957) and Matrone et al. (1957) for the necessary requirement, it is indispensible to supply the feed ration by 30 to 100 mg of iron per calf/daily. The suggestion stating an iron deficiency in calves being investigated is additionally confirmed by the finding of a relatively low degree of serum proteins saturation by iron, with a slight decrease of the total ability to the serum proteins saturation by iron at the end of the third month of calf life. In spite of considerable amounts of iron in the feed ration conjectures suggesting the occurence of iron deficiency in calves find their confirmation in the results obtained in the group of calves that had received triple of Ferrodex. The considerable increase of iron level and the inconsiderable increase of hemoglobin in calves receiving Ferrodex is in agreement with the results of other authors (BREMNER and DALGARNO, 1973; MÖLLERBERG et al., 1975) and seems to indicate that the use of Ferrodex is necessary to ensure the proper growth and development of calves. It is also shown by calf weight gain. The beneficial effect of applying Ferrodex in the first three months of life also confirmes the results concerning ceruloplasmin and copper content in the blood serum. The data obtained indicate that intramuscular injections of iron increased the ceruloplasmin synthesis.

The investigation results also showed that the administration of vitamin A to calves (II group) or the continuous administration of synthetic β-carotene from the 21st day of life (group III) caused a decrease level in the blood serum, particularly in the subgroups without Ferrodex supplement. The lowest iron level was observed in the 13 weeks aged calves receiving the synthetic β-carotene. This fact seems to be most interesting as few studies carried out on rats showed that with vitamin A deficiency iron storying in the liver and spleen occurs as well as anaemia in rats appears despite of sufficient iron reserves in the liver (Mejia et al., 1979; MEJIA et al., 1979b). MEJIA and ARROYAVE (1982) suggest that the accumulation of iron at the liver at the vitamin A deficiency is caused by the insufficient transferrin synthesis. Data obtained in calves additionally supplemented by vitamin A or synthetic β-carotene show a more dynamic synthesis of ceruloplasmin with its simultaneously increased utilization at a smaller decrease rate of the ceruloplasmin content in the calves of the control group. The results obtained in calves of the II and III group show a relationship between synthesis dynamics and ceruloplasmin conversion and vitamin A content and, maybe, beta catroene in the calf organism. Although the action of vitamin A in the ceruloplasmin synthesis has not been found so far, it can be assumed on the basis of the results obtained that, maybe, vitamin A stimulates, in a rather indefined way, the process of the ceruloplasmin synthesis, that ist to say, it influences indirectly the dynamics of the conversion of iron and copper. The decrease of ceruloplasmin iron and copper content observed in the 13 week old calves, which were additionally given vitamin A or synthetic beta carotene, suggests the occurence of a greater requirement for copper and iron when greater amounts of vitamin A or beta carotene were consumed by the calves. As the interaction mechanism between vitamin A an iron and between other mineral components, as Zn and Cu, in the animal organism is not known yet as well as agents regulating the ceruloplasmin synthesis, further investigations must be carried out to determine the correlation between the vitamin A content and some mineral components and ceruloplasmin in the calf organism.

The above investigations show:

1. A beneficial effect in the use of intramuscular Ferrodex injections to calves in the first three months of life receiving milk substitutes.
2. The existence of a relationship between the content of iron, copper and ceruloplasmin in the blood serum of calves and the amount of the supplied vitamin A or synthetic beta carotene.

Summary

The effect of Ferrodex, vitamin A and synthetic β-carotene on the content of iron and copper in the blood serum has been investigated in three groups of calves: I control group without vitamin supplements, II group received only once with the first colostrum dose 1.5 million IU of vitamin A, III group received Rovimix beta carotene containing 10 per cent of the synthetic beta carotene with Mlekomix from the 21st day to the 13th week of life. Moreover half of the calves from each group received Ferrodex intramusculary. Content of iron, total iron binding capacity by serum proteins, level of indirect and direct copper as well as the content of ceruloplasmin were determined in the blood serum of calves. Moreover hematocrit and hemoglobin content in the blood were determined. The results obtained show that a triple intramuscular injection of Ferrodex caused an increase of the level of iron, copper and ceruloplasmin in the blood serum of calves. However, a single administration of vitamin A to the calves or a continuous administration of *Rovimix β-carotene* decreased significantly the level of iron and ceruloplasmin copper in blood serum as well as caused a more dynamic ceruloplasmin synthesis with a simultaneous increase in its utilization.

Zusammenfassung

ANIELA FALKOWSKA und STEFANIA IWAŃSKA

Einfluß von „*Ferrodex*“, Vitamin A und „*Rovimix β-carotene*“ auf das Eisen- und Kupferniveau im Blutserum von Kälbern

Der Einfluß von Ferrodex, Vitamin A und synthetischem β-Karotin auf den Eisen- und Kupfergehalt im Serum wurde in drei Kälbergruppen untersucht und zwar: Kontrollgruppe I ohne Vitaminzusätze: Gruppe II erhielt einmalig zusammen mit der ersten Portion Kolostralmilch 1,5 Mio IE Vitamin A; Gruppe III erhielt seit 21. Lebenstag bis 13. Lebenswoche das Rovimix-β-carotene mit 10 % Gehalt an synthetischem β-Karotin, gelöst im Mlekomix. Die Hälfte der geprüften Kälber aus jeder Gruppe erhielt außerdem intramuskulär Ferrodex. Im Blutserum der Kälber wurden Eisengehalt, gesamte Bindungsfähigkeit von Eisen durch Serumproteine, Niveau des direkten und indirekten Kupfers sowie Niveau des Coeruloplasmins bestimmt. Darüber hinaus wurde die Hämatokritzahl und der Hämoglobingehalt im Blut bestimmt. Die erreichten Untersuchungsergebnisse weisen darauf hin, daß die dreimalige intramuskuläre Injektion von Ferrodex einen Anstieg des Eisen-, Kupfer- und Coeruloplasmin-Niveaus im Blutserum der Kälber verursacht hat. Demgegenüber senkte eine einmalige Verabreichung des Vitamins A oder eine periodische Verabreichung des Rovimix β-carotene signifikant das Eisen- und Coeruloplasmin-Niveau im Blutserum und bewirkte eine stärkere Synthese des Coeruloplasmins bei gleichzeitigem Anstieg seiner Verwertung.

Резюме

Аниела Фалковска и Стефания Иванска

Влияние витамина А и препаратов *«ферродекс»* и *«Ровимиксβ-каротене»* на уровень железа и меди в сыворотке крови у телят

В опытах на 3 группах телят изучалось влияние «ферродекса», витамина А и синтетического β-каротина на содержание железа и меди в сыворотке: контрольная группа 1 без добавления витаминов; группа II получила раз вместе с первой порцией молозива 1,5 миллион МЕ витамина А; группа III получила с 21-ого дня по 13-ей недели жизна «Ровимикс β-каротене», содержащий 10 % синтетического β-каротина и растворимый в препарате «Млекомикс». Кроме того инъецировали в мышцу «ферродекс» у половины исследуемых телят каждой группы. В сыворотке крови телят определились содержание железа, общая связывающая мощность железа с помощью протеинов сыворотки, уровень прямой и непрямой меди и уровень церулоплазмина. Кроме того определились в крови число гематокрита и содержание гемоглобина.

Полученные опытные результаты ссылают на факт, что триразная инъекция ферродекса в мышцу вызвала повышение уровня железа, меди и церулоплазмина в сыворотке крови телят. С другой стороны наблюдали в сыворотке крови достоверное снижение уровня железа и церулоплазмина при периодическом введении Ровимикса β-каротене или при однократном введении витамина А, что и вело к усиленному синтезу церулоплазмина при одновременном повышении его использования.

References

(1) Blaxter, K. L., G. A. M. Sharman and A. M. Macdonald: Br. J. Nutr. **11**, 234 (1957)
(2) Bothwell T. H. and C. A. Finch: Iron metabolism, 1 sted, Churchill, London, Little Brown, Co, Boston (1962)
(3) Bremner J. and A. C. Dalgarno: Br. J. Nutr. **30**, 61 (1973)
(4) Colombo J. P. and R. Richterich: Schweiz. Med. Wschr. **94**, 715 (1964)
(5) De Luca, L. M., C. S. Silverman-Jones and R. M. Barr: Biochim. biophys. Acta 409, 342 (1975)
(6) Evans G. W.: Wld. Rev. Nutr. Diet **17**, 225 (1973)
(7) Gubler C. J., M. E. Lahey, H. Ashenbrucker, G. E. Cartwright and M. M. Wintrobe: J. biol. Chem. **194**, 209 (1952)
(8) Juszczak J., A. Dobicki and T. Szulc: Zasady wychowu cieląt. PWR i L. Warszawa (1979)
(9) Kitzes G., C. A. Elvehjem and H. D. Schnette: J. biol. Chem. **135**, 653 (1944)
(10) Matrone G., C. Conley, G. H. Wise and R. K. Waugh: J. Dairy Sci. **40**, 1437 (1957)
(11) Mejia L. A., R. E. Hodges and R. B. Rucker: J. Nutr. **109**, 129 (1979a)
(12) Mejia L. A., R. E. Hodges and R. B. Rucker: Am. J. Clin. Nutr. **32**, 1439 (1979b)
(13) Mejia L. A. and G. Arroyave: Am J. Clin. Nutr. **36**, 87 (1982)
(14) Möllerberg L., T. Ehlers, S. O. Jacobsson, S. Johnsson and J. Olsson: Acta vet. scand. **16**, 1 (1975)
(15) Möllerberg L., L. Ekman and S. O. Jacobsson: Acta vet. scand. **16**, 11 (1975)
(16) Niedermeier R. P., N. N. Allen, R. D. Lance, E. H. Rupnow and R. W. Bray: J. Anim. Sci. **18**, 726 (1959)
(17) Ramsay V. N. M.: Clim. Chim. Acta **2**, 221 (1957)
(18) Ravin H. A.: J. Lab. clin. Med. **58**, 161 (1861)

(19) Skorkowska-Zieleniewska J.: Acta physiol. pol. **23**, 353 (1972)
(20) Staab D. B., R. E. Hodges, W. K. Metcalf and J. L. Smith: J. Nutr. **114**, 840 (1984)
(21) Wolf G., T. C. Kiorpes, S. Masushige, J. B. Schreiber, M. J. Smith and R. S. Anderson: Fed. Poc. **38**, 2540 (1979)

Received 13 June 1985

Address of the authors:

Dr. Aniela Falkowska and Prof. Dr. habil. Stefania Iwańska
Academy of Agriculture and Technology – Institute of Animal
Nutrition and Feeds Economics, Olsztyn, Poland
Postal code: 10-718 Olsztyn, Poland

Arch. Anim. Nutr., Berlin 37 (1987) 1, 98–103

Institut für Binnenfischerei, Berlin-Friedrichshagen

W. STEFFENS

Verwendung von Geflügelabfallmehl zum vollständigen Fischmehlersatz im Forellenbrut- und -aufzuchtfutter

1. Einleitung

Aquarienversuche hatten ergeben, daß Fischmehl im Forellenbrut- und -aufzuchtfutter weitgehend durch Geflügelabfallmehl ersetzt werden kann, wenn eine ausreichende Aminosäurensupplementierung erfolgt (STEFFENS, 1985). Aufbauend auf diesen Ergebnissen wurde daher ein größerer Versuch unter Praxisbedingungen durchgeführt, für den im Mischfutterwerk Beeskow 3,5 t Versuchsfutter unter Verwendung von Geflügelabfallmehl als alleinige tierische Proteinquelle hergestellt werden konnten. Die Testung dieses Futters im Vergleich zu normalem Forellenbrut- und -aufzuchtfutter erfolgte in der ZBE Satzfischproduktion Frankfurt/Oder.*

2. Material und Methodik

Das vom KIM Königswusterhausen zur Verfügung gestellte Geflügelabfallmehl war relativ feucht und fetthaltig. Dadurch traten bei der Herstellung des Versuchsfutters technische Probleme auf. Die Fertigung benötigte mehr Zeit, als bei normalem Mischfutter üblich. Das Futter war zudem verhältnismäßig weich und hatte einen Abriebanteil, der schätzungsweise zwischen 10 und 15 % lag. Nach 6 Wochen Lagerung traten Verklumpungen und Schimmelbildung ein.

Das Versuchsfutter setzte sich aus 53 % Geflügelabfallmehl, 10 % Sojaextraktionsschrot, 16 % Trockenfutterhefe, 13 % Weizennachmehl, 4 % Preßhilfsstoff (Grölipell) und 2 % Wirkstoffvormischung (FB) zusammen. Zur Aminosäurensupplementierung erfolgte ein Zusatz von 1,2 % Methionin und 0,8 % Lysin. Das Futter wurde in den Größen IV, V und VI hergestellt. Als Kontrollfutter diente Forellenbrut- und -aufzuchtfutter (FB) entsprechend den gültigen Qualitätsanforderungen in den gleichen Größenfraktionen. Bei diesem Futter entfielen 54 % auf tierische Komponenten (51,5 % Fischmehl, 2,5 % Trockenmagermilch).

Die chemische Zusammensetzung des Kontroll- und des Versuchsfutters ist aus Tabelle 1 ersichtlich. Im Eiweißgehalt sind beide Futtermittel gleich. Der höhere Fettgehalt des Versuchsfutters bringt einen um 16 % höheren Energiegehalt und damit ein günstigeres Energie/Protein-Verhältnis mit sich.

Bei der Aminosäurenzusammensetzung der Futtermittel (Tab. 2) fällt auf, daß der

* Allen beteiligten Betrieben sei an dieser Stelle für die Unterstützung gedankt.

Tabelle 1 (Table 1)

Chemische Zusammensetzung der Futtermittel (in % der Originalsubstanz)
(Chemical composition of feeds, per cent of wet weight)

	Kontrollfutter (Controll diet) (FB)	Versuchsfutter (Experimental diet) 53 % Geflügelabfallmehl (53 % poultry by-products meal)
Trockensubstanz (Dry matter)	90,8	87,1
Rohprotein (Crude protein)	44,5	44,4
Rohfett (Crude fat)	7,8	14,0
Rohasche (Crude Ash)	11,3	6,5
Rohfaser (Crude fiber)	3,5	1,8
N-freie Extraktstoffe (Nitrogen-free extract)	23,7	20,4
verdaul. kJ */1000 g Futter (Digestible kJ/1000 g diet)	11450	13290
verdaul. kJ/% Rohprotein (Digestible kJ/% protein)	257	299

* Verdauliche Energie, digestible energy:
1 g Rohprotein (Crude protein) = 16,3 kJ
1 g Rohfett (Crude fat) = 33,5 kJ
1 g N-freie Extraktstoffe (N-free extract) = 6,7 kJ

Tabelle 2 (Table 2)

Aminosäurenzusammensetzung (in g/16 g N) der im Versuch verwendeten Futtermittel
(Amino acid composition (g/16 g N) of feeds used in the experiment)

	Kontrollfutter (Controll diet) (FB)	Versuchsfutter (Experimental diet) 53 % Geflügelabfallmehl (53 % poultry by-products meal)
Ala	5,7	5,2
Arg	5,4	5,5
Asp	8,2	7,9
Glu	16,7	14,0
Gly	5,8	6,8
His	2,5	1,6
Ile	3,3	3,1
Leu	6,3	6,1
Lys	6,9	5,7
Met	2,3	3,8
Phe	3,5	3,9
Ser	3,8	6,3
Thr	3,8	4,1
Tyr	2,2	2,5
Val	4,6	5,2
Zys	1,0	2,2

Methioningehalt (bedingt durch die Supplementierung) und der Zystingehalt (bedingt durch den beträchtlichen Geflügelmehlanteil) im Versuchsfutter wesentlich höher liegen als im Kontrollfutter. Die vorgesehenen Richtwerte für Methionin + Zystin werden damit im Versuchsfutter deutlich (um etwa 50 %) überschritten. Andererseits erreichen beide Futtermittel die Normwerte für Lysin nicht.

Für den Fütterungsversuch standen 4 Rinnen mit jeweils 4 m³ nutzbarem Volumen zur Verfügung, wovon 2 für die Verfütterung des Versuchsfutters und 2 für die Verfütterung des Kontrollfutters verwendet wurden. Die Wassertemperaturen schwankten zwischen 13 und 21 °C und betrugen im Mittel 17,6 °C. Der pH-Wert des Wassers lag im Bereich von 7,1–7,8, der O_2-Gehalt belief sich im Zufluß auf 8–11 mg/l, am Abfluß auf 5,5–6 mg/l.

Der Gesamtversuch erstreckte sich über 100 Tage (Kontrollfutter) bzw. 104 Tage (Versuchsfutter) und gliedert sich in 3 Perioden, da die Fische zweimal sortiert und im Bestand verdünnt werden mußten. Zu Versuchsbeginn waren die Regenbogenforellen (*Salmo gairdneri*) 4,2 g schwer, am Ende des Versuches hatten sie eine durchschnittliche Stückmasse von über 38 g erreicht. Die tägliche Futtermenge wurde in zehntägigem Abstand entsprechend der Fischgröße und den Umweltverhältnissen neu festgelegt und betrug im Durchschnitt knapp 3 %. Es wurden nacheinander die Größenfraktionen IV, V und VI verfüttert.

3. Ergebnisse und Diskussion

Die Ergebnisse des Versuches (Tab. 3) zeigen, daß Geflügelabfallmehl mit Erfolg als alleinige tierische Eiweißquelle im Forellenbrut- und -aufzuchtfutter eingesetzt werden kann. Gegenüber dem Kontrollfutter (normales FB) wurde zwar mit einem durchschnittlichen täglichen Stückzuwachs von 1,96 (FB 2,14) ein etwas schlechteres Wachstum erreicht. Auch der Futteraufwand war mit 1,51 gegenüber 1,36 geringfügig höher. Bei der Bewertung dieser Ergebnisse muß jedoch berücksichtigt werden,

Tabelle 3 (Table 3)
Zuwachs und Futterverwertung der Forellen (100 bzw. 104 Fütterungstage)
(Weight gain and feed efficiency of trout (100 resp. 104 feedings days)

	Kontrollgruppe (Control group) (FB)	Versuchsgruppe (Experimental group) 53 % Geflügelabfallmehl (53 % poultry by-products meal)
Besatzstückmasse (g) (Initial weight, g)	4,2	4,2
Abfischungsstückmasse (g) (Final weight, g)	38,4	38,5
Masse (kg/m³) (Total weight, kg/m³)	219	223
Anzahl der Fütterungstage (Number of feeding days)	100	104
Durchschnittl. tägl. Futtermenge (Average daily feed intake)*	2,88	2,95
Futteraufwand (kg/kg Zuwachs) (Feed efficiency, kg/kg gain)	1,36	1,51
Stückzuwachs (%/Fütterungstag) (Weight gain, %/feeding day)	2,14	1,96
Verluste (%) (Mortality, %)	<5	<5

* in % der Körpermasse (in % of the body mass)

daß der Abriebanteil mindestens 10 % betrug. Wird dieser Wert in Rechnung gesetzt, ergeben sich in der Nutzung des Versuchsfutters praktisch keine Unterschiede zum Kontrollfutter.

Gegenüber dem Vorversuch (STEFFENS, 1985) wurden bei 100 %igem Ersatz des tierischen Proteins im Futter durch Geflügelabfallmehl ein deutlich besserer Zuwachs und ein günstigerer Futteraufwand erreicht. Das dürfte in erster Linie auf die erhöhte Ergänzung mit Lysin zurückzuführen sein Andererseits erreichte der Lysingehalt noch nicht die erwünschte Höhe von 32 g/kg Futter. Nachteilig für das Versuchsfutter könnte sich auch eine unzureichende Mineralstoffverfügbarkeit ausgewirkt haben.

Die chemische Zusammensetzung der Gesamtfische am Ende des Versuches (Tab. 4) weist nur geringfügige Unterschiede zwischen den beiden Gruppen auf. In beiden Fällen ist der Rohproteingehalt sehr niedrig. Bedingt durch den höheren Fettgehalt des Versuchsfutters liegt der Rohfett- und Trockensubstanzgehalt der mit diesem Futter ernährten Fische höher als der der Kontrollfische.

PER und PPW sind in beiden Fällen nicht befriedigend (Tab. 5). Das ist zumindest teilweise auf den zu geringen Energiegehalt beider Futtermittel zurückzuführen. Trotz des höheren Fettgehaltes im Versuchsfutter sind PER und PPW für die Versuchsgruppe ungünstiger als für die Kontrollgruppe.

Insgesamt ist aus den Versuchen der Schluß zu ziehen, daß im Forellenbrut- und -aufzuchtfutter ein vollständiger Ersatz der bisherigen tierischen Eiweißträger (hauptsächlich Fischmehl) durch Geflügelabfallmehl möglich ist. Unter der Voraus-

Tabelle 4 (Table 4)

Chemische Zusammensetzung (in % der Fischsubstanz) der Forellen (Gesamtfisch) beim Versuchsende
(Chemical composition (per cent of wet weight) of trout (whole fish) at the end of the experiment)

	Kontrollgruppe (Control group) (FB)	Versuchsgruppe (Experimental group) 53 % Geflügelabfallmehl (53 % poultry by-products meal)
Trockensubstanz (Dry matter)	24,1	26,1
Rohprotein (Crude protein)	14,7	14,4
Rohfett (Crude fat)	6,2	7,9
Rohasche (Ash)	2,1	2,3

Tabelle 5 (Table 5)

PER und PPW sowie Aufwand an verdaulicher Energie bei Verabreichung der beiden Futtermittel
(PER, PPV and expenditure of digestible energy)

	Kontrollgruppe (Control group) (FB)	Versuchsgruppe (Experimental group) 53 % Geflügelabfallmehl (53 % poultry by-products meal)
PER	1,65	1,49
PPW (PPV)	24,2	21,4
kJ/1000 g Fischmasse (kJ/1000 g gain)	15570	20070

setzung, daß das Futter ausreichend mit Methionin und Lysin supplementiert wird, sind mit einem derartigen Futter bei Jungforellen gutes Wachstum und ein günstiger Futteraufwand zu erreichen.

Zusammenfassung

Die Testung eines Versuchsfutters mit einem Gehalt von 53 % Geflügelabfallmehl als alleinige tierische Eiweißquelle bei Jungfischen der Regenbogenforelle (*Salmo gairdneri*) ergab unter Produktionsbedingungen im Vergleich zu handelsüblichem Forellenbrut- und -aufzuchtfutter nur geringfügige Unterschiede im Wachstum und im Futteraufwand. Mit dem Versuchsfutter, das einen Rohproteingehalt von 44,4 % aufwies, wurde ein durchschnittlicher täglicher Stückzuwachs von 1,96 % erreicht (Kontrollfutter: 2,14 %). Die Fische kamen dabei in 104 Fütterungstagen von 4,2 auf 38,5 g. Der Futteraufwand betrug 1,51 kg/kg Zuwachs (Kontrollfutter: 1,36). Bedingt durch den höheren Rohfettgehalt des Versuchsfutters (14 %) hatten die damit ernährten Forellen einen höheren Rohfettgehalt (7,9 %) als die Kontrollgruppe (6,2 %). Der Aufwand an verdaulicher Energie war in der Versuchsgruppe größer als in der Kontrollgruppe.

Резюме

В. Стеффенс

Применением муки из птичих отходов для полной замены рыбной муки в корме для молоди форели и их выращивания

Изучали опытный корм с содержанием 53 % птичих отходов в качестве исключительного источника животного белка у молоди радужной форели (*Salmo gairdneri*). Относительно роста и затраты кормов обнаружили при хозяйственных условиях только незначительные различия по сравнении с настоящим комбикормом для молоди форели и их выращивания. С помощью опытного корма, содержащегося 44,4 % сырого протеина, получили в среднем суточный штучное прибавление от 1,96 % (контрольный корм: 2,14 %). Рыбы таким образом прибавили свою живую массу от 4,2 г до 38,5 г за 104 дня. Затрата корма была 1,51 кг/кг привеса (контрольный корм: 1,36). Из-за повышенного содержания сырого жира в опытном корме (14 %) имели так кормленные форели в своём теле больше сырого жира (7,9 %) контроля (6,2 %). Затрата переваримой энергии была у опытной группы выше, чем у контрольной группы.

Summary

W. STEFFENS

Use of poultry by-products meal for complete replacement of fish meal in feed for trout fry and fingerlings

Testing an experimental diet with a content of 53 % poultry by-products meal as sole animal protein source for feeding fingerlings of rainbow trout (*Salmo gairdneri*) resulted under production conditions only in insignificant differences with regard to growth and feed efficiency compared to a commercial feed for trout fry and fingerlings. Using the experimental diet, which contained a crude protein content of 44.4 %, an average daily weight gain of 1.96 % was achieved (control diet: 2.14 %). During 104 feeding days fishes were raised from 4.2 to 38.5 g. Feed efficiency was 1.51 kg feed/kg gain (control diet: 1.36). Because of the higher crude fat content in the experimental diet (14 %) the trout of this feeding group had a higher fat content (7.9 %) than the control group (6.2 %). The expenditure of digestible energy in the experimental group was higher than in the control group.

Literaturverzeichnis

[1] STEFFENS, W.: Arch. Tierernähr. **35**, 361 (1985)

Eingegangen: 12. November 1985

Anschrift des Autors:
Prof. Dr. habil. W. STEFFENS
Institut für Binnenfischerei
Müggelseedamm 310
Berlin
DDR - 1162

СОДЕРЖАНИЕ

INHALT

ARCHIVES OF ANIMAL NUTRITION
ARCHIV FÜR TIERERNÄHRUNG

VOLUME 37 JANUARY 1987 NUMBER 1

CONTENTS

Archives of Animal Nutrition is indexed in Current Contents/Agriculture, Biology&Environmental Sciences, and abstracted in Nutrition Abstracts&Reviews and in Chemical Abstracts.

Bei Fragen zur Produktsicherheit wenden Sie sich bitte an:
If you have any questions regarding product safety,
please contact:

Walter de Gruyter GmbH
Genthiner Straße 13
10785 Berlin
productsafety@degruyterbrill.com